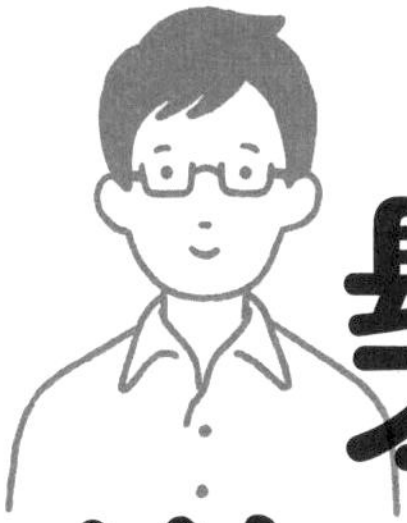

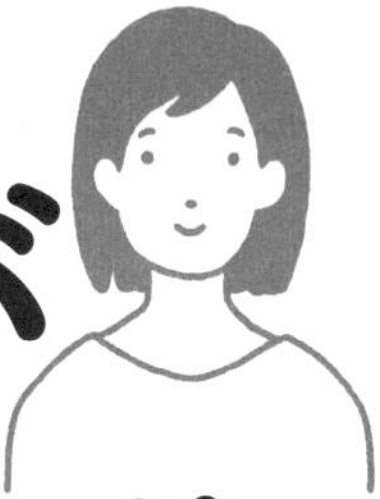

髪が増える術

成功率95%のプロが教えるすごいメソッド

辻敦哉〔著〕　医師 田路めぐみ〔医事監修〕

ダイヤモンド社

はじめに　髪は人生を変える！

「子どもとプールに行っても、意地でも潜らない！」と宣言していた40代の男性は、髪質が変わったとたん「一日中、プールで遊んできました！」とうれしそうに報告してくれました。

また「辻さんのおかげで、またパーマがかけられました」と泣きながらお礼を言われたこともあります。

この女性は、パーマをかけると髪が細くなると聞き「こんな薄毛では、もう一生、パーマはかけられない」と、大好きなウェーブスタイルをあきらめていたのです。

「髪が抜けていくと、絶望的な気持ちになる」

私にこう話してくれたのは、まだ20代の女性です。

友人に温泉旅行に誘われても、理由をつけて断り、家にこもりがちになっていたそうです。

ところが、髪の状態がよくなったら「友だちと、海外のビーチに行くことにしたんです！」と、満面の笑みで話してくれました。

髪に悩みを抱えると、やりたいことに足を踏み出す勇気が失われてしまいます。

でも、髪に自信が持てれば、前に進むパワーが手に入ります。

大げさではなく「人生が変わる」のです。

薄毛に悩んでいた高校時代

私は現在、プーラ式ヘッドスパ専門店の全国展開を目的に、ヘッドスパプロデューサーと円形脱毛症を研究する辻式脱毛症研究所を運営しています。

これまでに、5千人以上の方の薄毛や抜け毛の悩みの解消をお手伝いしてきたなかで、抜け毛の進行を止めることを含めて、改善率は95％以上を誇ります。

ヘッドスパを多店舗展開するとともに、辻式脱毛症研究所では、病院では治らなかった脱毛症患者さんなどにカラダの内側から髪を元気にする「免疫育毛法®」を提供しています。

こうして、今でこそ正しい「育毛」の知識を皆さんにお伝えする立場にある私ですが、実は長い間、薄毛に悩んでいました。

薄毛が気になりだしたのは、まだ高校生のころです。

オシャレに目覚めた17歳のとき、私は、短めの刈り上げにチャレンジしました。ところが、ワックスを使って髪の毛を立たせると、明らかに地肌が透けて見えます。

「えっ、こんなに髪の毛薄かったっけ?」と思ったのは私だけではありません。まわりの友人からも、「頭、やばくね?」などとからかわれるようになったのです。

あとから考えると、私の髪の毛は細くやわらかかったため(いわゆる猫毛)、ワックスなどを使って毛束をつくると、頭皮が透けやすかったのでしょう。

でも当時は、自分の毛質がまわりと違うことには考えが及ばず「髪が薄くなった！」と思い込んでしまいました。

それからは、自分の髪の状態が気になって仕方ありません。毎朝、どの角度から見ても地肌が透けないように念入りに整えるようになりました。街を歩けば、ほかの人の髪の状態にばかり目が行きます。ふざけたフリをして、友人のおでこの広さを指で測り、家に帰って自分の生え際と比較したことも1度や2度ではありません。

薄毛の不安は、20代の前半になり、正しい髪と育毛の知識を身につけ始めるまで続きました。

髪は何歳になっても増える可能性がある！

10代後半から20代前半まで「髪にいい」と言われるシャンプーやトニックなどを買いあさってみたものの、一向に髪質が変わる気配はありませんでした。

自分には合わない、強いアルコールの育毛剤も、効くことを信じ、ヒリヒリ痛いのを我慢して使い続けました。

そんな不安な日々からは、正しい髪と育毛の知識を得たことがきっかけで、やっと解放されました。

私がここでお伝えしたいのは、誰でも、何歳になっても、髪が増える可能性を秘めているということです。

実際に先日、70歳の女性から「どうしても、電話でお伝えしたい」と言われ、「友だちに〝髪の毛が増えた〟って言われたの」「70歳になっても、生えてくるとは思わなかった！」と、うれしいご報告をいただきました。

誰でも、その人の髪の毛が豊かだったときのレベルに増やせる可能性があります。人によっては高校生かもしれませんし、20代のころのコンディションかもしれません。

でも、悩んでいる状態から一歩抜け出し「人生を変える」ことは、誰にでも可能なのです。

今、世の中には「髪にいい」とされる製品や情報があふれています。

そのため、どれが本当に髪を育てるのかわからないまま、以前の私のように、やみくもに試してかえって悪化させている人が少なくありません。

髪を育てるには、ちょっとしたコツが必要です。

でも、そのコツは、知っていれば誰でもできて、時間もかからずお金もかからないものばかりです。

この本では、ヘッドスパ専門家時代、そして新たに辻式脱毛症研究所を運営するなかで私が身につけた「育毛のコツ」を、すべてご紹介しています。

この本が、一人でも多くの方の髪の悩みを解消し、「人生を変える」きっかけとなれば幸いです。

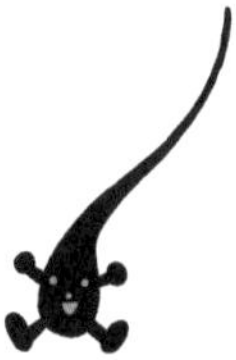

第2章

髪を元気にするシャンプー&マッサージ

第3章 髪を元気にする食事

第4章

髪がもっと元気になる＋α

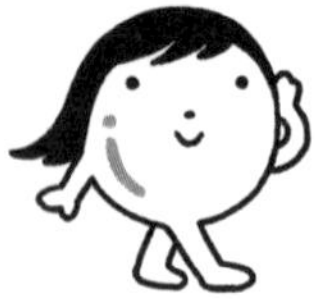

髪のお悩み
改善
エピソード

髪のお悩み　改善エピソード
①50代男性

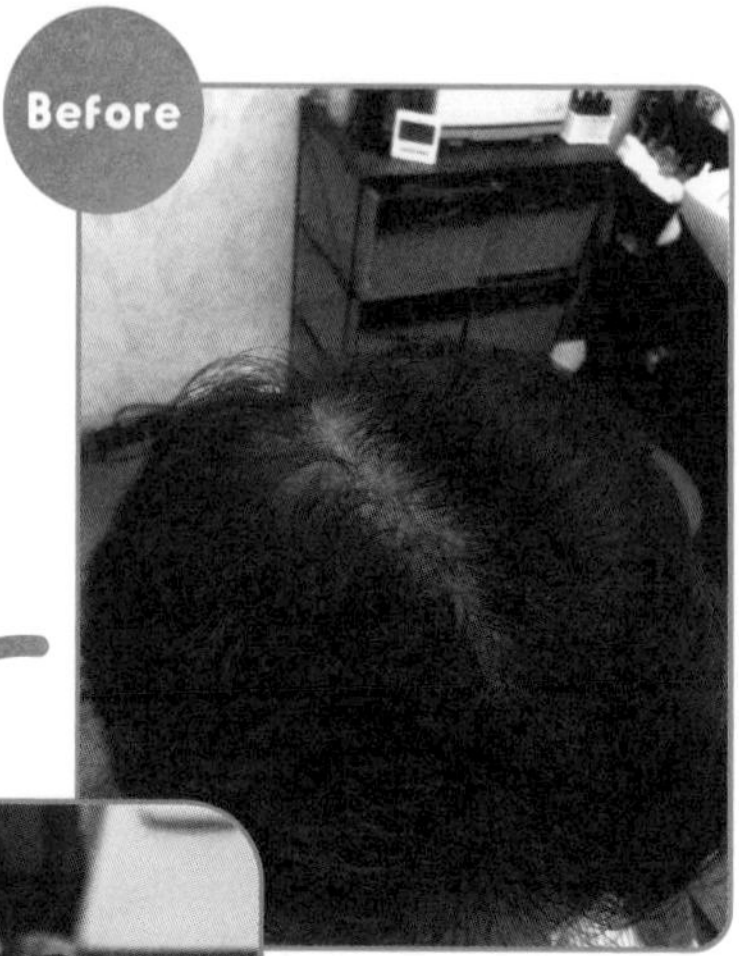

分け目が目立つ

つむじ付近の髪が特に薄くなっていた

皮脂が多くて髪がぺったりしていた

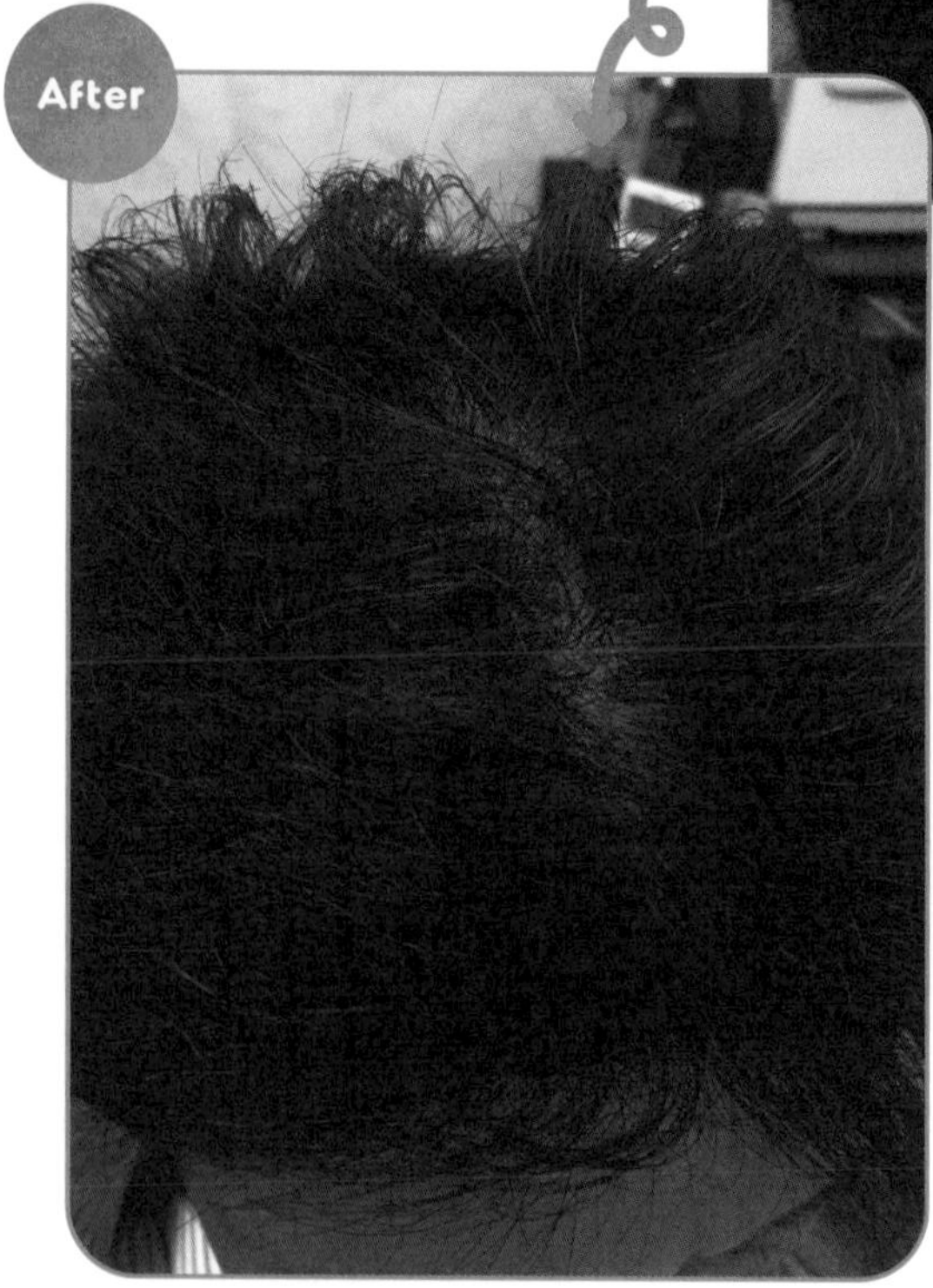

髪がふっくらして頭皮が透けなくなった

頭皮のベタつきがスッキリした

薄毛が気になり始めた時期・理由

40代になったある日、ふと鏡に映った自分の分け目と頭頂部が、これまでとはかなり違うことに気づき愕然とする。

何を中心に行ったか・どのくらいの期間で回復したか

- 洗浄力の強いシャンプーをやめてアミノ酸系のものに変更
- 頭皮マッサージを行った
- コーヒーやお茶ではなく、水を飲むようにした
- 強いアルコールの育毛剤の使用を中断し「育毛ローション」(194P参照)を使用
- 3ヶ月後には分け目が目立たなくなり、髪のボリュームが復活
- 皮脂のベタベタも治まった

髪が回復してできるようになったこと

- 頭をのぞきこまれないように、電車の座席に座れなかったのに、気にせず座れるようになった

髪のお悩み　改善エピソード
②50代女性

髪が全体にやせて薄かった

頭皮全体が透けていた

慢性的な肩こり・首こりに悩まされていた

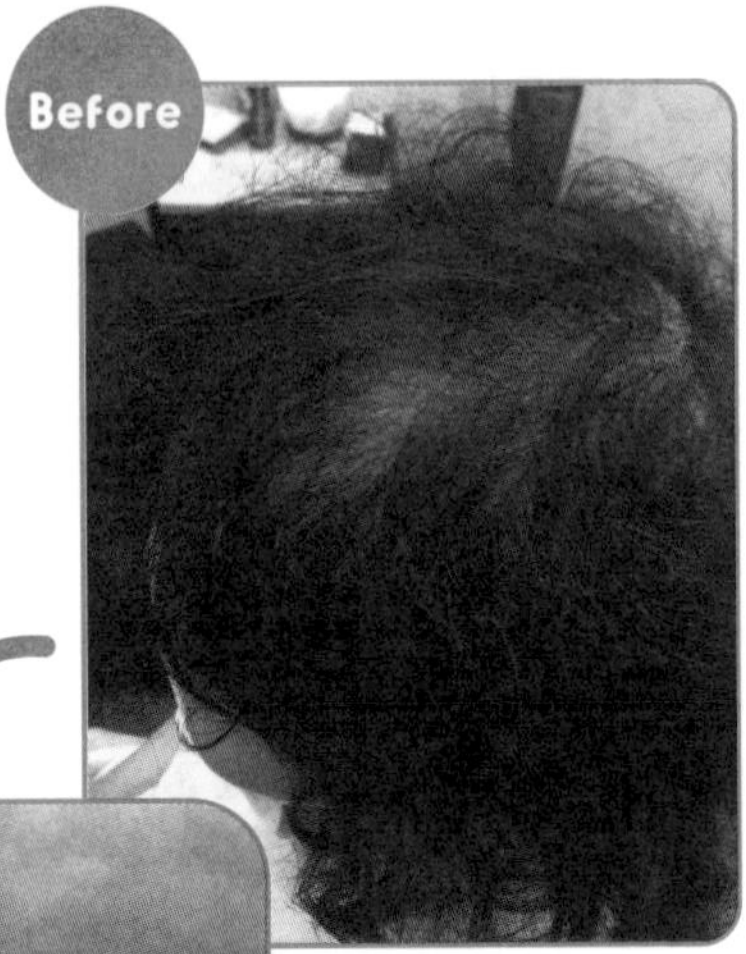

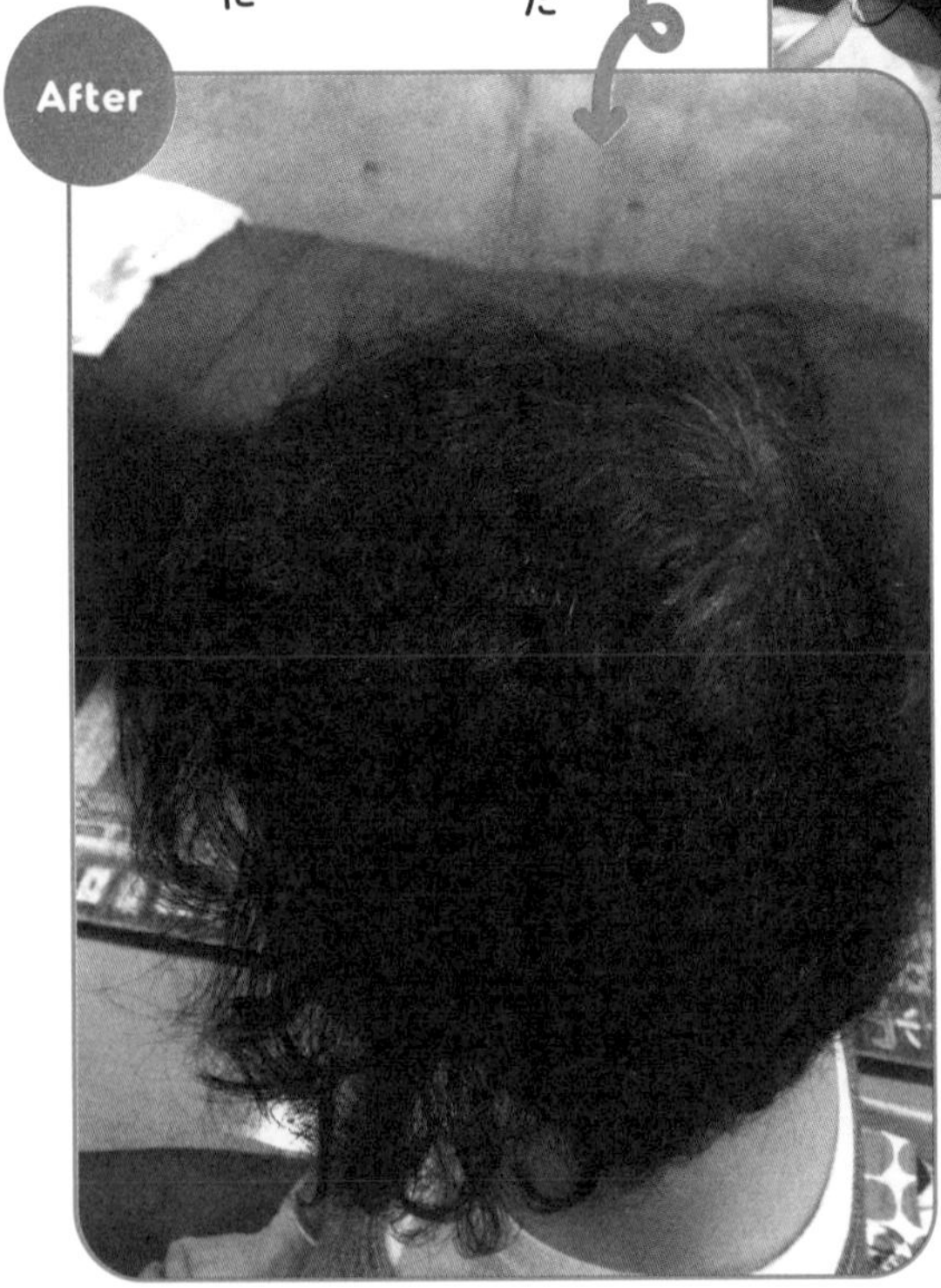

30代のころの髪のボリュームに戻った

同年代の女性と比べてコンプレックスを感じていたのがなくなった

薄毛が気になり始めた時期・理由

もともと髪の毛が細かったが、20代後半から分け目が目立つようになり、次第に頭皮全体が透けるようになった。女性用の育毛ローションでケアをしていたが、まったく効果がなかった。

何を中心に行ったか・どのくらいの期間で回復したか

- シャワーヘッドを塩素除去タイプに交換
- 「育毛ローション」(194P参照)を手づくりして使用
- 週1回のオイルパックと週2回の粉シャンプー(46P、118P参照)
- マルチミネラルのサプリメントを摂取
- 冷え性で体温が低かったため、食事に気を配り、こまめに歩くようにした
- 10ヶ月後には、髪全体がしっかりとしてボリュームアップした

髪が回復してできるようになったこと

- 人前に出るのにも自信が持てるようになった

髪のお悩み　改善エピソード
③40代男性

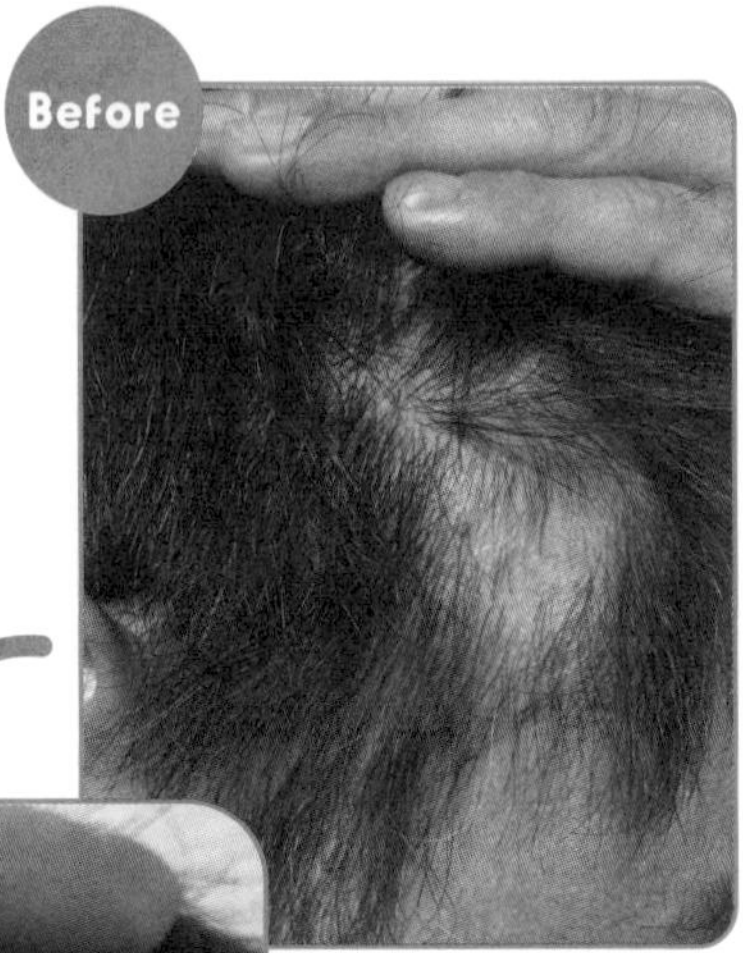

こめかみの上に直径2センチ大の脱毛

脱毛箇所のまわりも毛が薄くなった

イライラしたり疲れやすくなった

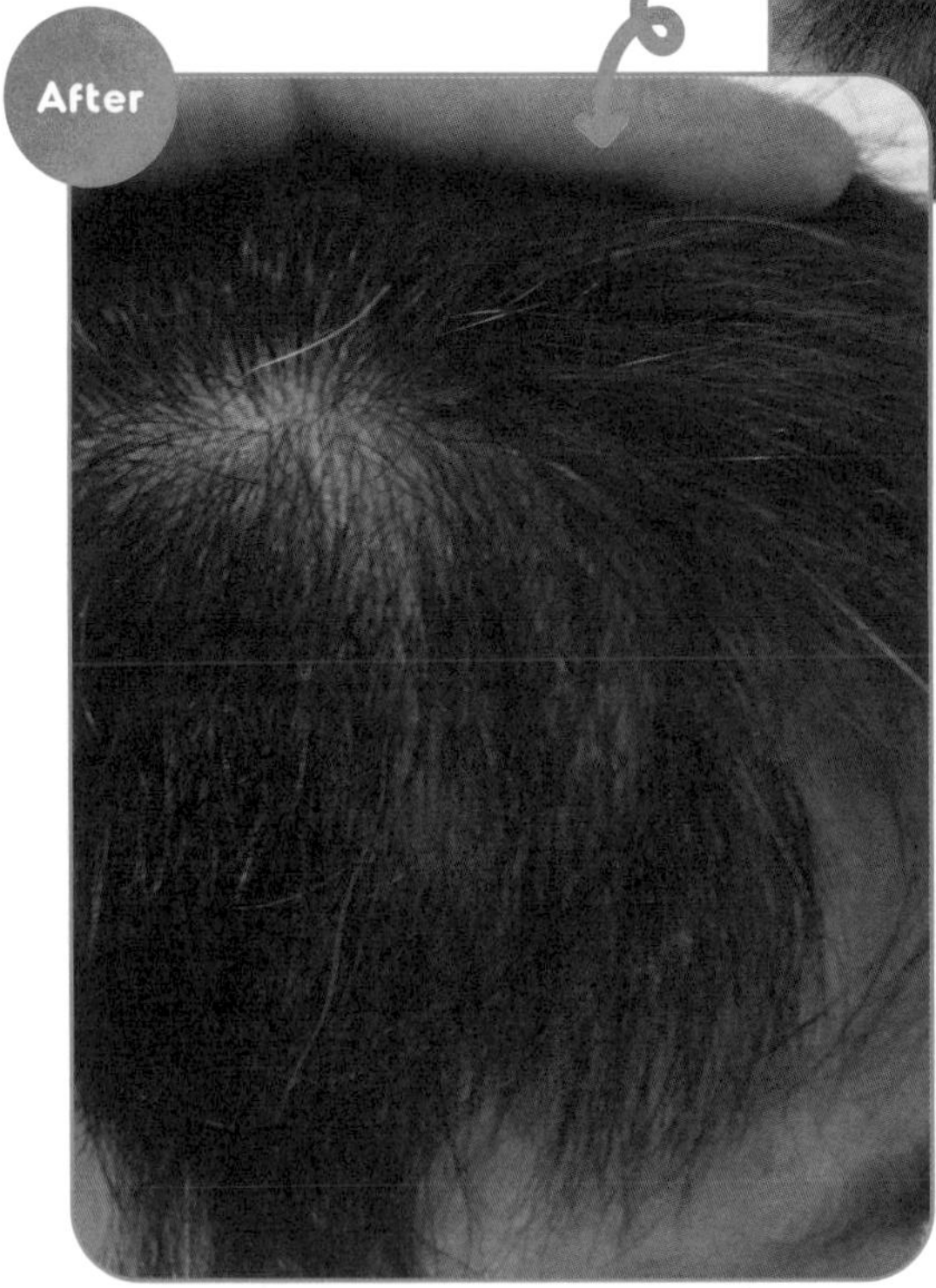

脱毛していたところが元通りになる

イライラが落ち着き、慢性的な疲労がなくなった

薄毛が気になり始めた時期・理由

転職したストレスと子どもの受験が重なったころ、円形脱毛を見つける。

インターネットで検索すると「3ヶ月くらいで自然に治る」という情報を見つけたので信じて待っていたが、回復しなかった。

何を中心に行ったか・どのくらいの期間で回復したか

- シャワーヘッドを塩素除去タイプに交換
- 洗浄力の強いシャンプーをやめてアミノ酸系のものに変更
- 忙しくてコンビニ弁当などが多く、ストレス解消に晩酌を欠かせないため、抗酸化作用がある水素とミネラルのサプリメントを摂取
- 3ヶ月半でほぼ回復

髪が回復してできるようになったこと

- 円形脱毛を隠すためにかぶっていた帽子をやめた
- まわりから、疲れて苦労している印象を持たれていたのが「元気になった」と言われるようになった

髪のお悩み　改善エピソード
④10代女性（全頭脱毛）

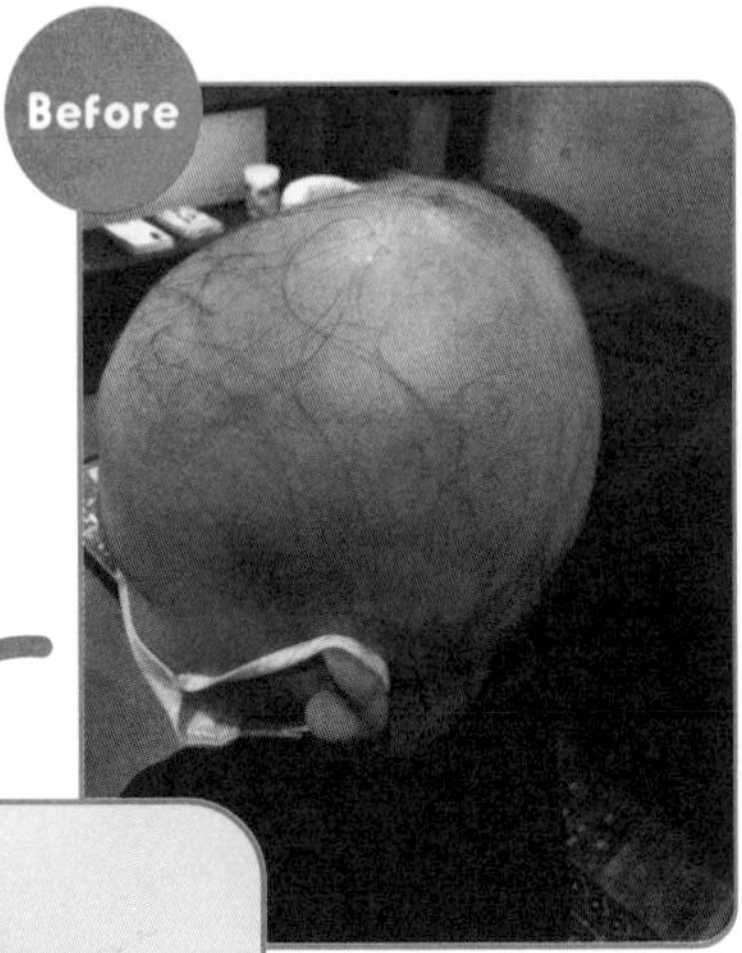

理由がわからないまま、髪の毛がすべて抜け落ちた

まゆ毛までなくなった

病気の兆候もなく、体調に変化はなかった

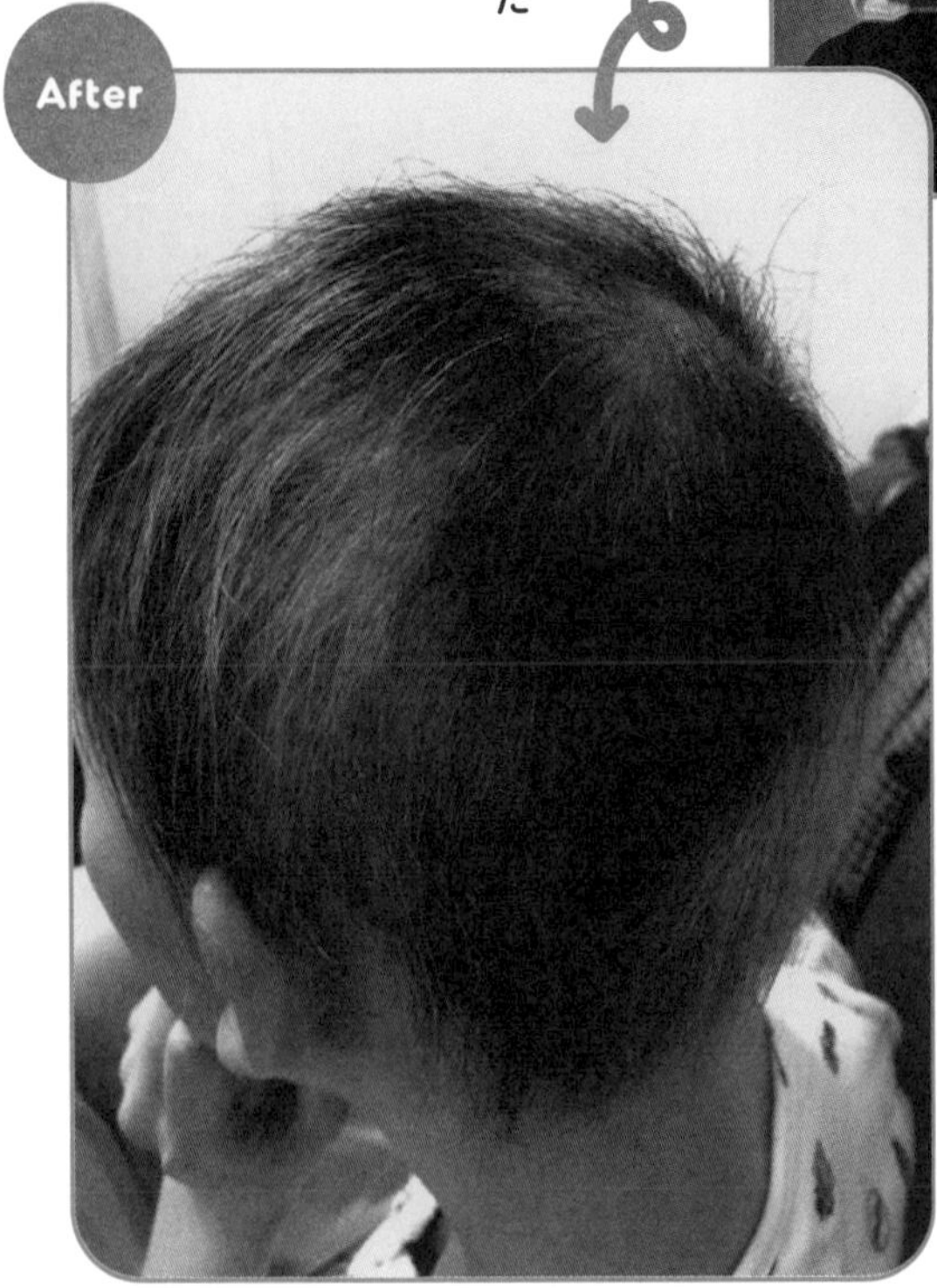

8ヶ月後には、頭部全体を覆うように、白髪交じりの毛が生える

12ヶ月後には、白髪も黒く変わってきた

薄毛が気になり始めた時期・理由

小学校6年生の秋から、少しずつ毛が抜けていった。
病院からもらった塗り薬を使っていたが悪化。
ステロイド点滴を提案されたが、副作用の心配から断り、別の方法を探していた。

何を中心に行ったか・どのくらいの期間で回復したか

- 水をほとんど飲まなかったため、水を飲むよう習慣づけた
- 頭皮マッサージを行った
- 有害物質を排泄し、ミネラルの吸収を高める「フルボ酸」のサプリメントを飲む
- 体力はあり内臓の不調も見受けられなかったが、初潮がきたあとに脱毛が発症したので、ホルモンバランスを整える漢方オイルを使用

髪が回復してできるようになったこと

- 目に見えて変化があられると、ケアが楽しみになった
- 家のなかでもしていたウィッグを外せるようになった
- ヘアスタイルを考えたり、まわりと同じようにオシャレできるようになった

髪のお悩み　改善エピソード

⑤70代女性（抗がん剤脱毛）

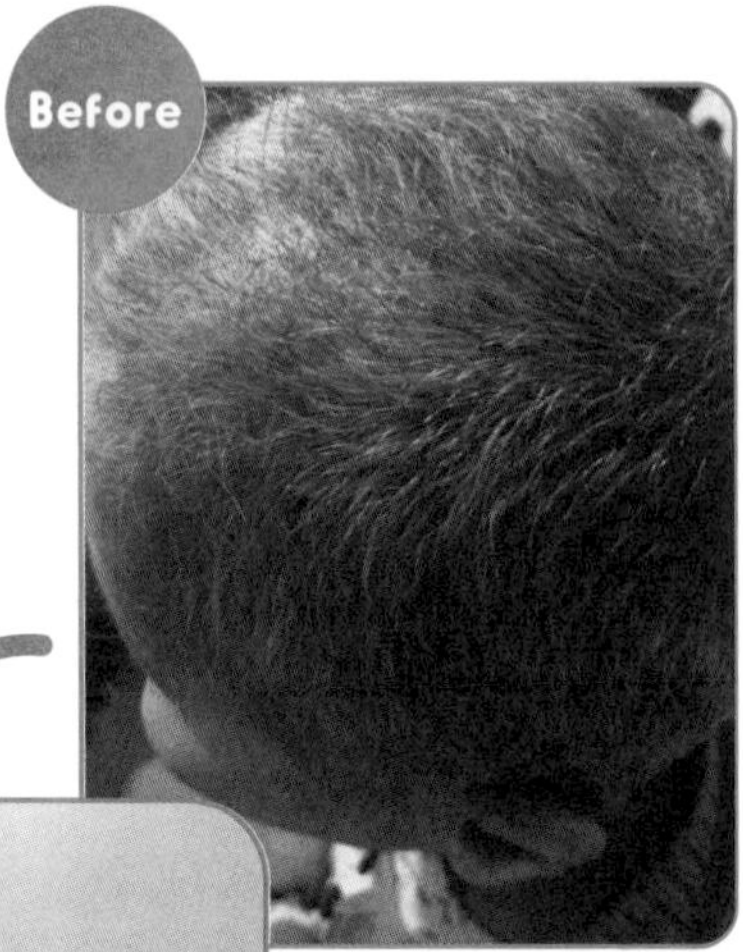

- 抗がん剤の治療により、髪の9割以上が抜けた
- 全身のむくみと倦怠感、免疫力が落ちて風邪をひきやすくなった
- 肌荒れが酷く老けて見えた

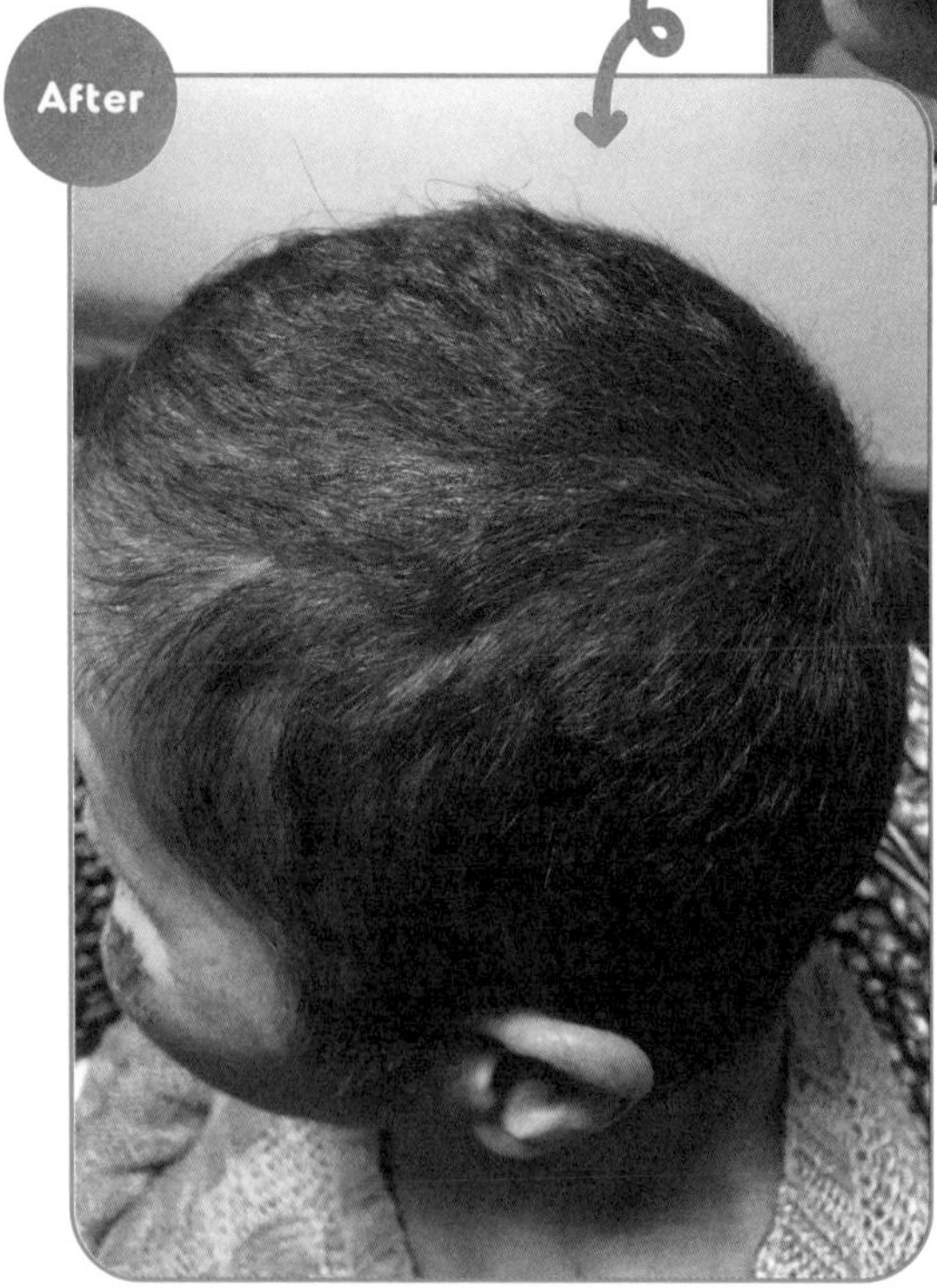

- 20代のころのように、髪がぎっしり生えてきた
- むくみがなくなり、体調が回復

薄毛が気になり始めた時期・理由

70歳のときに、抗がん剤治療が終わっても髪はなかなか生えてこず、医師に相談しても重要視してもらえずにショックだった。

何を中心に行ったか・どのくらいの期間で回復したか

- 洗浄力の強いシャンプーをやめてアミノ酸系のものに変更
- 体温を上げる食事に切り替え
- 水を飲む習慣を身につけた
- 抗酸化作用の高い水素のサプリメントを摂取
- 2ヶ月で、以前よりもしっかりした髪の毛が生えてきた

髪が回復してできるようになったこと

- 人生初のショートヘアの評判がよく、髪の毛のオシャレを楽しめるようになった
- 人と会うことが苦でなくなった

序　章

髪の
お悩みを持つ
あなたへ

遺伝だとあきらめる必要はありません！

実際に「育毛」を始める前に、まずは、よくある髪の毛にまつわる誤解について、私の考えをご説明しておきましょう。

多くの人が信じる、最も大きな誤解が「薄毛」や「白髪」が遺伝だということです。「薄毛」も「白髪」も、なりやすい遺伝子を受け継ぐことはあります。しかし、体質よりも生活習慣や日頃のケアでどうにかなる要因が、髪の状態を悪化させている人がほとんどなのです。

私の母方の祖父も、てっぺんがツルツルで、わずかに脇に残った毛は白髪でした。当時も今も「母方のおじいちゃんが薄いと、隔世遺伝でハゲる確率が高い」と言われていますから「もしや、自分も……」という気持ちは常に抱えていました。

高校生になって「地肌が透けてる！」と指摘されたあとは、漠然とした不安は深刻な悩みに変わりました。当時は今と比べて情報が少なく、勇気を出して大手育毛サロンに電話で問い合わせても、明確に「こうすればいい」という答えはもらえず、不安は膨らむ一方です。「いつか自分も……」という恐怖は、20代になり理容師として働くようになっても消えることはありませんでした。

そんなある日、仕事の一環で「育毛セミナー」に参加するチャンスがめぐってきました。ところが、「育毛セミナー」は休みを犠牲にしなければならない上、無給で参加しなければなりません。それでも、どうしても「育毛」について知りたいと思った私は、熱心に通い始めました。その後、正しい育毛の知識を身につけた私は、現在42歳ですが、祖父のような状態にはなっていません。

たとえ「薄毛」や「白髪」になりやすい遺伝子を受け継いでも、体質に合わせたケアをすれば結果は大きく変わります。たとえば、遺伝的に「胃が弱い体質」の人でも、モノをよく噛んで食べたり、刺激の強い食べものを控えたりすれば、いい状態を維持できる確率が高くなるのと同じです。

私はこの本で、遺伝はあくまでも、薄毛や白髪になりやすい要因の一つでしかないと自信を持ってお伝えしたいのです。

抜け毛は太い毛を生やすチャンス！

シャンプー後に、抜け落ちて排水口にたまった髪の毛を数える人がいます。

それだけ、髪の悩みが深刻なのはよくわかります。でも「育毛」を考える方に、私がお伝えしたいのが「抜け毛を気にしすぎない」ことです。

日本人の平均的な髪の毛の本数は、約10万。

個人差はあっても、1日に50～100本程度の抜け毛は正常の範囲です。

それなのに、髪が抜けるたびに「また、抜けた……」とため息をつき、このままどうなるのかと悩んでいたら、ストレスがたまります。

ストレスは育毛には大敵です。ストレスが大きくなると、自律神経のバランスに乱れが生じたり筋肉がこり固まったりして、血管が収縮します。

すると、細かい血管がはりめぐらされている頭皮への血流が滞り、髪を育てるための栄養が行き届かなくなるのです。

髪の毛1本1本は、伸びては抜け、そしてまた生えるサイクルを繰り返していま す。健康な状態であれば、「休止期」（3～5ヶ月）→「成長期」（2～6年）→「退行期」（2週間）というヘアサイクルが繰り返されます。

ここで何が言いたいかというと「休止期」に入って髪の毛が抜けるのは、毛穴のなかで次に毛を生やす準備をしているということです。

実は、どんなに「髪にいい」と言われる方法でも、今生えている髪の毛を劇的に太くするのは難しいです。でも「休止期」にある毛穴に対し、この本でお伝えする頭皮とカラダのケアを行うことで、これから生える毛を強くしっかりとしたものにすることができます。さらに、正しい手入れをすることでヘアサイクルが正常になり、「成長期」の髪の寿命が延びるのです。カンタンに言えば、前回の髪よりも太くして生やせば育毛成功です。抜け毛を見て不安になっていた人も、継続してケアすることで「以前よりもしっかりした毛が生えてきた！」と報告してくれます。

「髪の毛が抜けたら、次に太い毛を生やすチャンス」と前向きにとらえ、しっかりとケアしてあげましょう。

白髪になる3つの原因

白髪も、薄毛や脱毛などに次いで多い髪の悩みの一つです。現代の科学では、白髪の原因は究明されておらず、根本的に解決する方法はないと言われています。

でも私は「完全に黒髪に戻す」のは難しくても、違いがわかるくらいに改善したり、これから生えてくる毛を白髪にならないように予防するのは、十分可能だと考えます。

私がこれまで、育毛や白髪の相談に乗ってきた多数のケースから見ると、白髪には大きく3つの原因があります。

1つ目は、頭皮への血流の悪化です。

白髪は血液の流れが滞り、頭皮の温度が低い部位に生える傾向があります。たとえば、もみあげに白髪が多い人は、本人は意識していなくても、日常生活で緊張して歯を食いしばっていることが多いです。

そのため、もみあげまわりの筋肉がこわばり、血液が届かなくなって頭皮の温度が下がり白髪になるのです。

2つ目は、ミネラルの摂取不足です。20代などまだ若いうちから白髪が目立つ人は、栄養のバランスが悪くミネラル不足の場合が多いです。

最近では、ミネラルの一種である「ケイ素」が美容や健康によいと話題です。ミネラルの重要性が広がっているのがわかります。

3つ目は「腎虚《じんきょ》」の状態です。

東洋医学では、成長、発育、生殖などに関わる腎臓、泌尿器、生殖器などをまとめて「腎《じん》」と呼びます。生命の源である「腎」が衰えているのが「腎虚」です。

髪の毛全体に白髪がある人、白髪が多い人は「腎虚」の傾向が高くなっています。

この本では、薄毛、そして白髪を改善する方法として多角的にこの3つの要因にアプローチします。そして、髪の毛の底力をグンとアップしていくのです。

「洗いすぎない」ことが太く生える力を高める

私のところに髪の悩みを相談にこられる方、ほぼ全員が「頭皮をよく洗う」のが、育毛の大切なポイントだと考えています。

もちろん、頭皮環境を整えるために「汚れを落とす」のは重要なことの一つ。

でも、**「汚れを落とす＝頭皮をよく洗う」ではない**のです。

特に男性は「毛穴が詰まると髪が抜ける」と考え、洗浄力の強いシャンプーでせっせと洗いがちです。

私たちの頭皮は、皮脂と汗が混ざってできる皮脂膜によって、乾燥や細菌から守られています。適度な皮脂膜は、皮膚の常在菌のバランスを落ち着かせ、頭皮を弱酸性の健康な状態に保ちます。

ところが、洗浄力の高いシャンプーで洗いすぎると、皮脂膜が根こそぎ取り去られ、頭皮のバリア機能がダウンします。

「清潔に保とう」と洗いすぎることで、頭皮が荒れたり炎症を起こしたりします。皮脂を取りすぎると、常在菌のバランスが乱れるため、フケやにおいが発生します。

さらに、頭皮が失われた分を補おうと過剰に皮脂を分泌するため、洗えば洗うほど皮脂が出てくるという悪循環に陥るのです。

シャンプーの選び方や洗い方は後ほど詳しくご説明します。

ここで知っておいていただきたいのが、**しっかりと落とすべき汚れは、皮脂が分泌されてから時間が経つにつれて落としにくくなってしまう「過酸化脂質」だ**ということです。

「過酸化脂質」こそが、毛穴を詰まらせ、脱毛の原因になる物質です。

この蓄積した「過酸化脂質」を取り除くための、安全かつ家庭で行える代表的な方法が、この本でご紹介する**「オイルパック」**（46P参照）です。

「育毛」のための毎日のシャンプーは、その日の汚れと余分な皮脂を落とすだけでよく、定期的にオイルパックで「過酸化脂質」を取り除くことが重要です。

髪は「カラダの内側」からつくられる

多くの人は育毛剤などで「頭皮の生えるスイッチ」を外側から入れれば、すぐ髪が育つと考えがちです。

でも私は、ヘッドスパ専門家時代に、どれだけ手を尽くしても外側からのサポートだけでは反応しない相談者さんのケースを経験しました。

悔しい思いをしながら試行錯誤した結果、確信したのが「**髪は〝カラダの内側〟からつくられる**」ということです。

東洋医学で髪の毛は「血余《けつよ》」と呼ばれています。

「血余」とは、字の通り「余った血液」ということです。

私たちのカラダは、生命活動に必要なパーツに優先して栄養を送ります。

髪や爪などの生きることに直接影響しない部分は後回しになるのです。

また、血液の状態が悪ければ、育毛に必要な栄養は不足してしまいます。

つまり、髪は血液、そして体内の状態を反映しているということです。

体内の健康状態が良好でなければ、髪の毛も豊かになりづらいのです。


髪の状態が気になり始めると、まず育毛剤に手を伸ばす人が少なくありません。

もちろん、育毛剤には育毛剤なりの効果があります。

でも、外側からの刺激に応えるだけの、毛を生やすパワーが細胞になければ効果は半減します。そのパワーを生み出すのが**「カラダの内側」のケア**です。

私はそのことを確信してから、体内へのアプローチを含め、より広い視点からさまざまな薄毛の悩みに対応できる知識と技術を身につけました。

そのため、この本ではシャンプーの選び方やマッサージ法などの基本のほかに、食事や日常生活の習慣にも触れています。

ぜひ、できることからカラダのケアも取り入れて、育毛の土台を確実なものにしてください。

第1章

髪を元気にする習慣トップ10

髪を育てる3つのステップ

では、ここからは実際にどうすれば、しっかりとした髪を育てることができるのか、そのすべてをご紹介していきましょう！

髪を元気にするためには、3つのやるべきことがあります。

①育毛をジャマするものを取り除く
②土台（頭皮）をよい状態に整える
③カラダの内側から栄養を送り込んで髪を育てる

この3つの要素について、私はよく、コップに入った泥水にたとえてお話しします。

泥水が入ったままのコップに、いくらミネラルウォーターを加えても、なかなかクリアな状態にはなりませんよね。

大切なのは、まず泥水を捨ててコップをきれいに洗うことです。

そうすれば、コップに注いだミネラルウォーターは、濁らずにきれいなままになるでしょう。

頭皮も同じだと考えてください。

私たちは知らず知らずのうちに、頭皮に不要な汚れをため込んだり、育毛に悪影響を及ぼすものにさらしたりしています。

やるべきは、育毛をジャマするものを排除し、頭皮をよい状態に整えること。

そのあとに栄養を送り込むことで、最大限の効果を得ることができるのです。

1章では、この3つの要素のなかから、私がこれまで数多くの方の育毛をお手伝いしてきたなかで、特に多くの人に効果が高く、確実に変化が見られたものを「トップ10」としてご紹介します。

「トップ10」はすべて、カンタンにできてお金もさほどかからないことばかりです。

まずは、ここからスタートしましょう！

01

シャワーヘッドを「塩素除去」のものに交換する

- 頭皮と髪によくないものを避けて「髪の土台を整える」

- 水道水の塩素は強烈な「毒」

- 塩素は必要な菌まで「殺菌」してしまう

日常に潜む意外な「髪の敵」

ほとんどの人が「え、そんなことが?」と、軽視する「頭皮と髪によくないもの」の代表が、水道水に含まれる塩素です。

日本の水道水は、消毒の基準が厳しく塩素の濃度がとても高いのです。

そのため、私たちは毎日シャンプーをするときに、殺菌剤である塩素を大量に浴びています。

塩素は、頭皮を守り皮膚や髪の毛の生育を助ける常在菌まで「殺菌」します。

すると常在菌のバランスが乱れ、頭皮の条件が悪くなるのです。

また塩素は、タンパク質を分解し細胞を破壊する、強烈な「毒」です。

髪の毛や髪の成長を促す細胞はタンパク質が構成要素の一つ。

塩素を浴び続けると、髪の状態や頭皮の環境が荒れて、発毛パワーが衰えてしまいます。

さらに、頭皮と髪に悪い「毒」が、シャンプーのたびに吸収されていては、たとえ育毛剤などで「髪にいい成分」を与えても入り込むスキマがありません。

まずは、頭皮と髪によくないものをできるだけ減らすため、「シャワーヘッドを塩素除去するものに換える」こと。

ただし、どうしても市販の塩素除去のシャワーヘッドが自宅のシャワーに合わない場合があるようです。

その場合は、お湯に入れるだけで塩素を除去するタブレットがありますので、湯船に入れて、そのお湯で髪を洗いましょう。

＊塩素実験の様子はこちらのＱＲコードからご覧ください

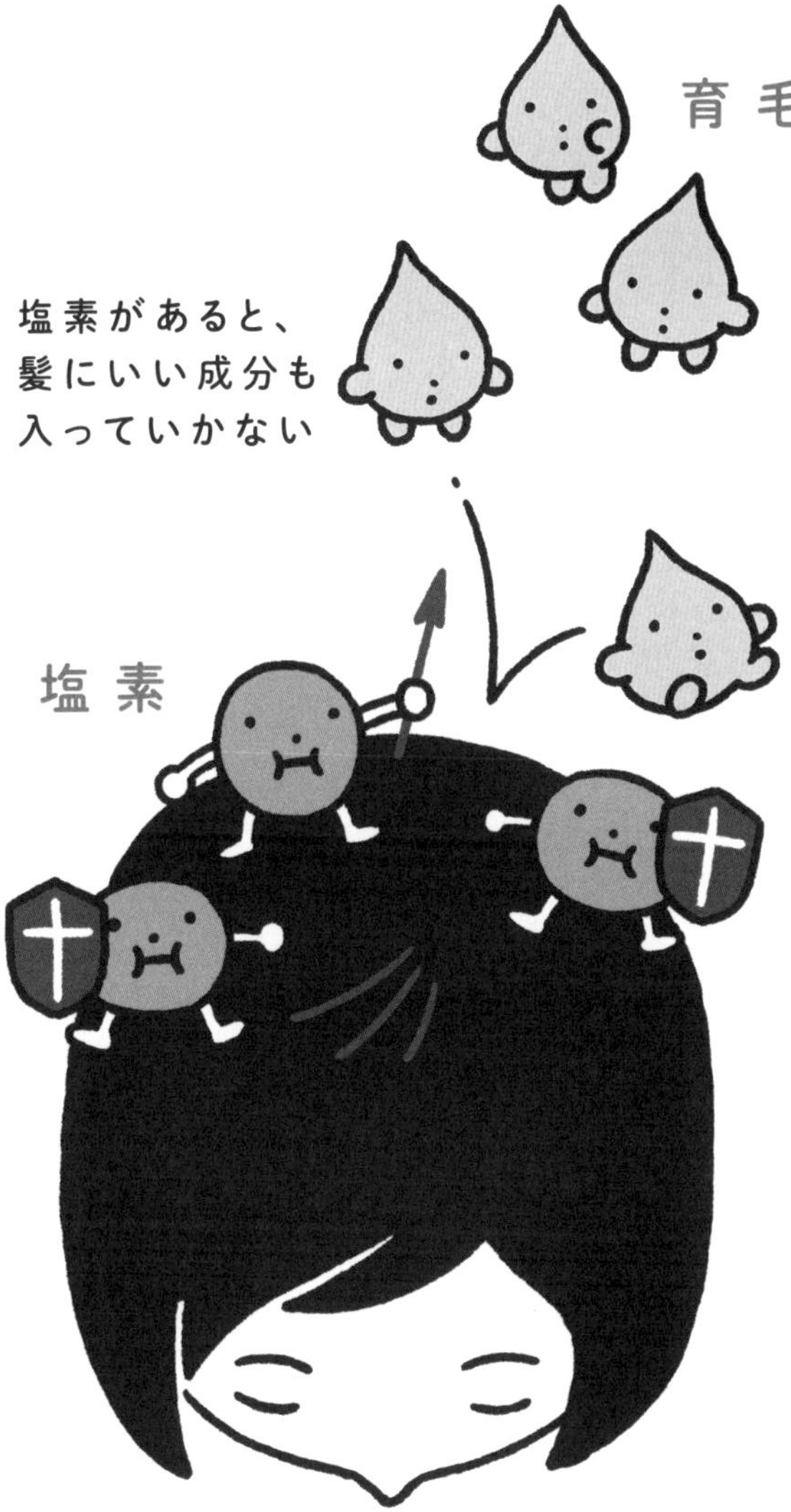
育毛剤
塩素があると、
髪にいい成分も
入っていかない
塩素

02

オイルパックで毛穴に詰まった汚れをごっそり取る

- 育毛の大敵、過酸化脂質をきれいに取り除くには「オイルパック」
- 最初の1ヶ月は週に1回、頭皮環境が整ったら月に2～3回
- ベビーオイル、クレンジングオイルではなく、植物性の天然オイルを使う
- 必要なオイルは1回「たっぷり20ml」

シャンプーでも取りきれない「過酸化脂質」

塩素と並び、毛穴を詰まらせ、髪の毛をやせさせる育毛の最大の敵が「過酸化脂質」です。

頭皮のうるおいを保ち、弱酸性に維持してくれる大切な皮脂。でも、時間とともに酸化し「過酸化脂質」に変わります。さらに「過酸化脂質」は、汗やホコリ、シャンプーやトリートメントなどの流し残しなどと混ざり合い、頭皮や毛穴付近にこびりつきます。

どれだけ丁寧にシャンプーしても取りきれない「過酸化脂質」を取り除くのがオイルパックです。

酸化汚れを集中的に落とすために、まずは週に1回、1ヶ月ほどパックを行います。

その後は、月に2～3回のペースで行い、よい状態を維持しましょう。

「オイルパック」は、49Pでご紹介するシンプルな3ステップで完了です。

「オイルパック」には、必ず守っていただきたい重要なポイントが2つあります。

ポイント1　ホホバオイル、アーモンドオイル、セサミオイル、アボカドオイル、オリーブオイルなどの植物性の天然100％のオイルを使うこと（ミネラルオイルは肌に付着した汚れを浮かしにくい）

ここでのオイルは食品ではなく、化粧品オイルを使用してください。

ポイント2　頭皮全体がしっとりするよう、1回に20mlとたっぷり使う（量が少ないと汚れになじまない）

パック中に蒸しタオルで頭部を巻くと、より汚れが浮きやすくなり効果的です。

化学香料入りのシャンプーを使用していると香料の香りでわかりづらいですが、頭皮から油くさいにおいを感じた場合は、過酸化脂質が多くなっています。

そのため、頭皮が油くさくなったらオイルパックの時期です。

［オイルパックの3ステップ］

① 髪の毛を濡らす

マッサージするときの
摩擦を減らすため

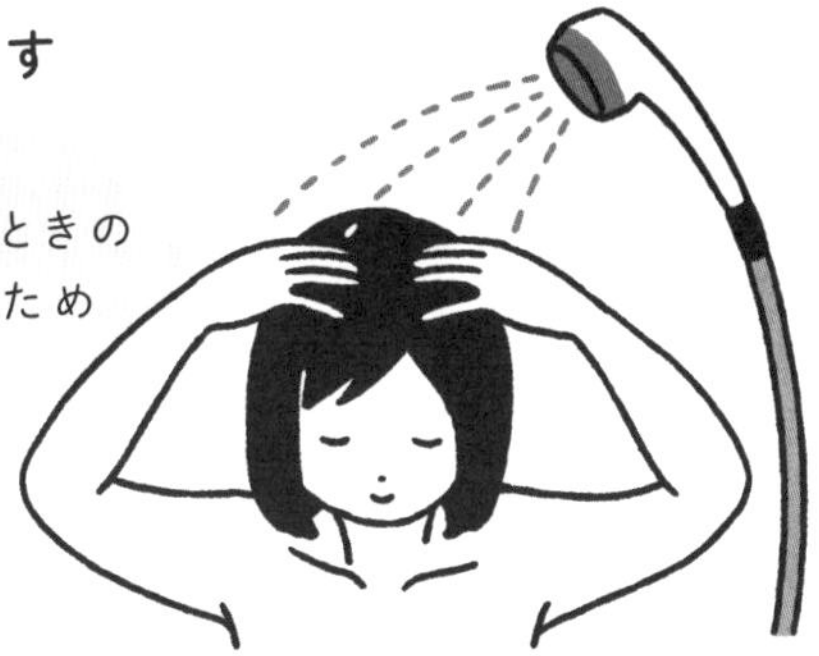

② 髪をタオルで軽く拭き頭頂部から放射状にオイルを広げる

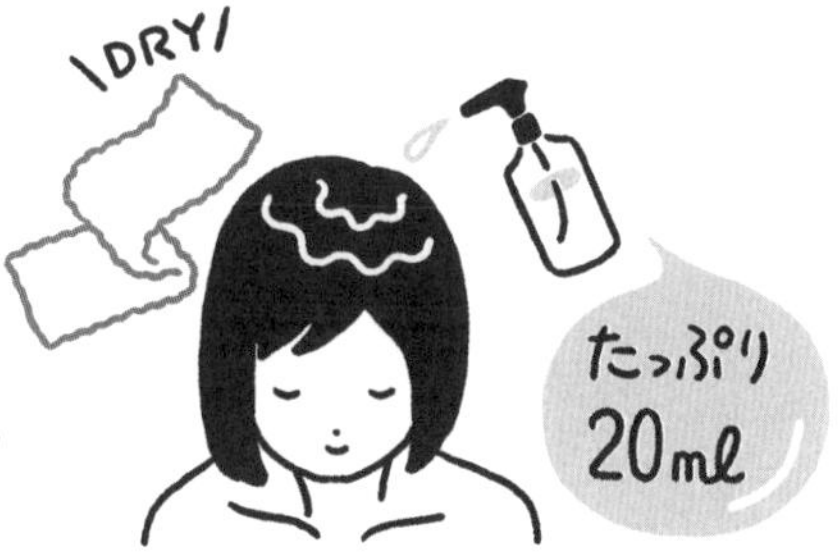

③ 頭皮マッサージ（P114参照）をして15分置く

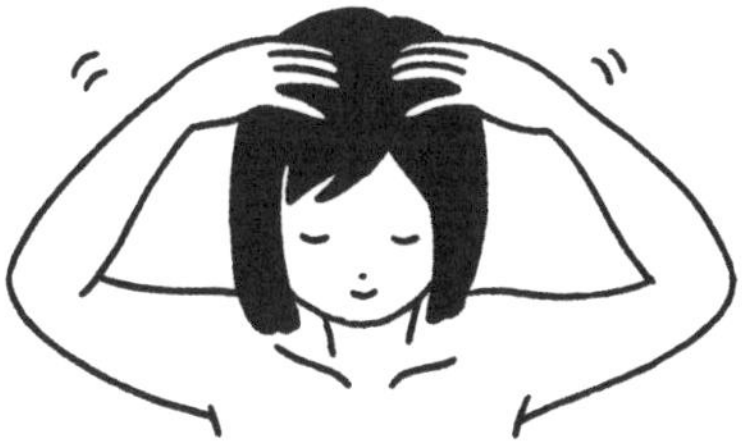

その後、通常通り
シャンプーをして完了！

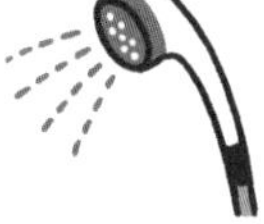

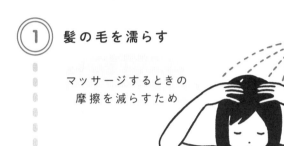

MINI COLUMN

専用の頭皮クレンジング剤よりもオイルがいい理由

私が考える「頭皮に優しく効果的なクレンジング」は、植物性の天然100%のオイルを使います。

近年は「頭皮ケア」がブームになり、頭皮のクレンジング剤もたくさん売られています。

しかし、一般的な「頭皮クレンジング剤」は、オイル100%のように見えても、界面活性剤を含んでいることが少なくありません。

つまり、多くの市販の頭皮クレンジング剤では、たとえ過酸化脂質を取り除くことができたとしても、頭皮の健康に大切な常在菌を殺して必要以上に皮脂を洗い流してしまうという、逆の作用も同時に持ち合わせているのです。

せっかく頭皮の健康を維持しようとしても逆効果になってしまったら、とても残念です。

植物性の天然100%のオイルは、もしかしたら手軽さや洗い流したあとの感触などが一般的なものより劣るかもしれません。でも、一番安全に「髪の毛を健康に育てることの敵」である過酸化脂質を取り除けるのが、植物性の天然100%のオイルなのです。

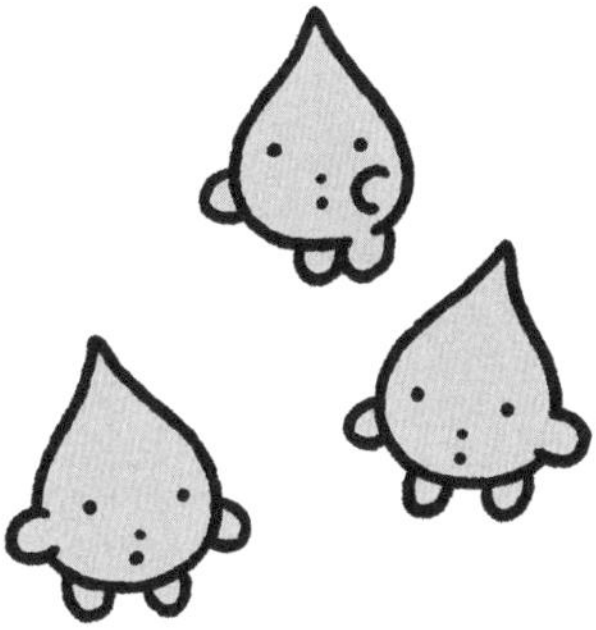

03

頭皮に優しい「洗剤」を使ったシャンプーを選ぶ

- シャンプーは、全体の7割を占める水と「洗剤」成分で選ぶ
- 透き通っていないシャンプーはなるべく避ける
- 避けるべきは「ラウリル硫酸●●」「ラウレス硫酸●●」「ラウリルベンゼンスルホン酸Na」
- オススメは「●●カルボン酸」「ココイル●●」「●●タウリン」「●●ベタイン」

髪にいいシャンプーの選び方

髪を育てるシャンプーの選び方で、最も大切なのは「洗剤」成分を見極めることです。

なぜなら、シャンプーの成分のおよそ7割を占めるのが水と洗剤だからです。

たとえ、残りの3割のなかに「●●エキス」など、育毛に効果的な成分がわずかに含まれていたとしても、そもそもの洗浄成分が髪や頭皮にダメージを与えるものであれば、育毛効果は期待できません。

洗浄成分としての界面活性剤は、大まかに「高級アルコール」「石鹸」「アミノ酸」の3つにわかれます。このうち「高級アルコール」が、一般的に合成の界面活性剤と言われるもので、洗浄力が特に強く、常在菌を殺して皮脂を洗い流してしまいます。「ラウリル硫酸●●」「ラウレス硫酸●●」「ラウリルベンゼンスルホン酸Na」の成分表示がされているものは「高級アルコール系」の界面活性剤を使っています。

また、もっとカンタンに「透き通っていない」シャンプーは、合成の界面活性剤を使った上で、髪と地肌がパサつかないよう油分を補填していると判断することができます。

一方で「ココイル●●」「●●タウリン」「●●ベタイン」が使われているシャンプーは、天然の植物からつくられた「アミノ酸」系のシャンプーです。また天然素材を使用してつくられる「●●カルボン酸」も極めて刺激が少ないため、「高級アルコール系」に分類されるものの、例外的に選択肢となります。

おおまかに「透き通っているもの」を目安にしてもいいでしょう。

刺激の強い界面活性剤入りのシャンプーは、製造工程において脱脂を防ぐために油を入れます。結果として濁るため、着色をします（ヘチマエキスなどは効果もありますが、濁る成分があります）。

透き通っているものは適度な洗浄力で、髪と地肌を健やかに保ち、育毛に効果的だと言えるのです。ただし、透き通っていても洗浄力がかなり強めの「オレフィンスルホン酸」が主成分のものがありますので気をつけましょう。

なお、オレフィンスルホン酸は、主成分でなく、調整として使われる分には問題ありません。成分表示を見て、上位になければ気にする必要はないでしょう。

シャンプーの成分の割合

ここに「●●エキス」など、
髪にいい成分が入っていても
土台の7割のほうが重要!

ここを見て
シャンプー
を選ぼう!

およそ7割が
水&洗剤
でできている!

オススメ成分

- ●●カルボン酸
- ココイル●●
- ●●タウリン
- ●●ベタイン

⇩

商品に記載してある成分の
上位5〜6個くらいを確認しよう

MINI COLUMN

界面活性剤のすべてが「悪」ではない

インターネットや雑誌などでは「界面活性剤は、すべて人間にとって〝悪〟」だという主張を見かけることが少なくありません。

でも私は「すべての界面活性剤が悪い」とは考えていません。

「界面活性剤」とは、そもそも水と油を混ぜ合わせる働きを持つもののこと。

その何がよくないと言われているかというと、本来なら混じり合わない物質の表面を変質させて化合させるため、肌の上に長時間のせていると、皮脂膜の性質を変えてしまい、肌やカラダの負担となることです。

数百から数千種類あるとも言われる合成界面活性剤のなかには、強力な脱脂力や洗浄力があるものが少なくありません。

特に注意をしていただきたいのが、先にもご紹介した「ラウレス硫酸●●」「ラウリル硫酸●●」「ラウリルベンゼンスルホン酸Na」です。

つまり、何からつくられているか、そしてどれほどの毒性があるかを見極めて、できるだけ安全なものを選べば、育毛に対してマイナスよりはプラスに働く効果が高いと考えています。

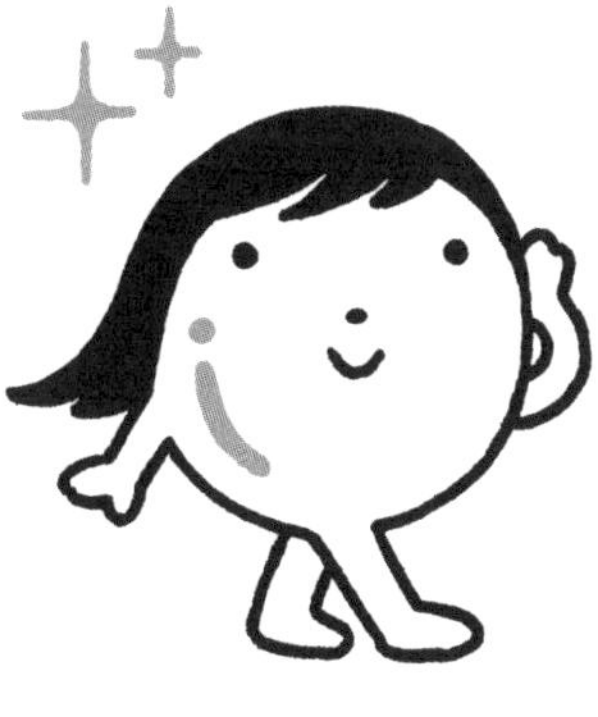

04

「微量ミネラル」を意識して摂取する

- 「微量ミネラル」不足は抜け毛や薄毛の大きな原因の一つ
- 加工食品の摂りすぎはミネラル不足の一因
- ミネラルはサプリでの摂取もOK

現代人に不足しがちな「ミネラル」

しっかりとした髪の毛を育てるためには、髪に必要な栄養をキチンと摂取することが欠かせません。

なかでも多くの人が見逃しがち、そして不足しがちなのが、ミネラルです。

そもそもミネラルとは、内臓の働きや体内で起こるさまざまな反応をスムーズにするために欠かせない栄養素。人が健康を維持するために欠かせないミネラルには、カルシウム、カリウム、マグネシウム、亜鉛など16種類がありますが、1日におよそ100mg以上摂取しなければならない、カルシウム、ナトリウムなどの「多量ミネラル」、そして、100mg以下で大丈夫な、亜鉛、鉄などの「微量ミネラル」があります。

近年では、多量ミネラルの摂取はもちろん、育毛やアンチエイジングなどには、「微量ミネラル」こそが欠かせないと考えられています。「微量ミネラル」は、肉・魚などの動物性タンパク質食品や、海苔、わかめ、ひじきなどの海藻類や海水からつくられた天然塩に多く含まれています。

さらに、ミネラルのなかでも、私が特に美容に関わると考えているミネラルは、ヨウ素、セレン、クロム、ケイ素などです。私はこうしたミネラルの不足も、育毛を妨げる一つの原因ではないかと考えています。

食べものは、加工する段階が増えるごとにミネラルが失われていきます。また、食品添加物にはミネラルの吸収を阻害するものがあるため、加工食品やスナック菓子、清涼飲料水、インスタント麺などを食べる機会が増えている現代人は、体内のミネラルが不足しがちなのでしょう。

忙しい現代人が育毛を考えるなら、最低限の量をサプリで補うのもいいでしょう。

その上で、できる範囲で食事に気をつけていきましょう。

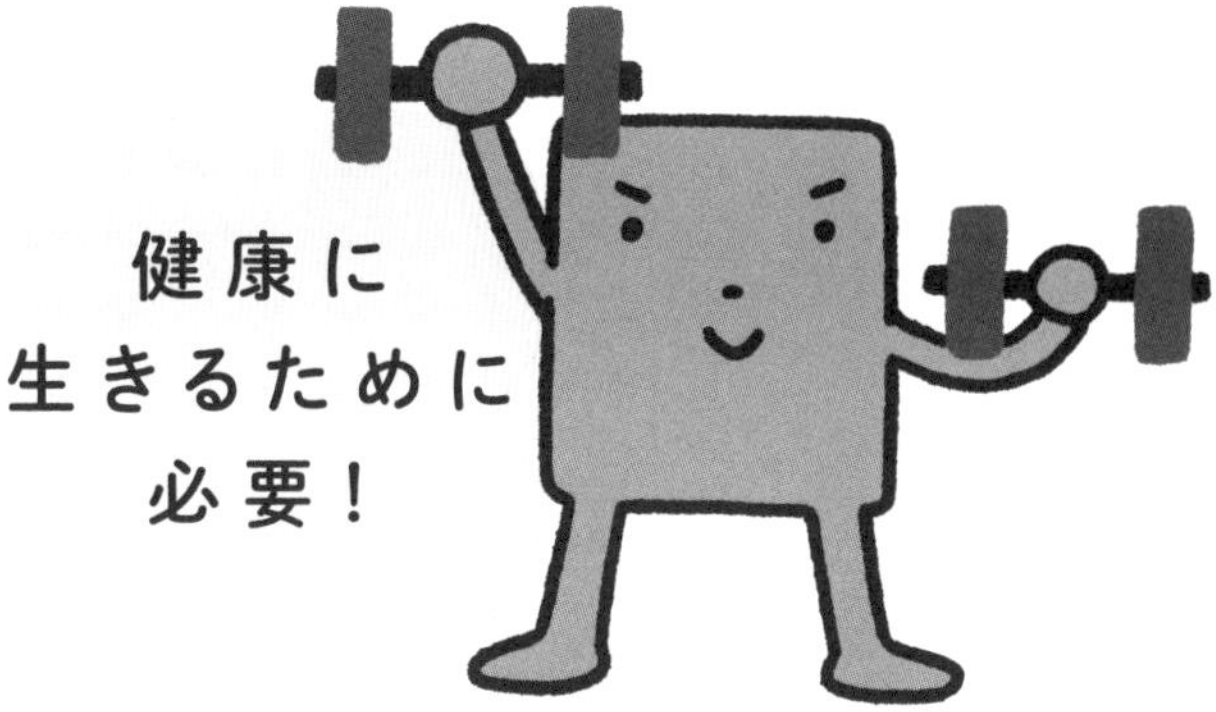
健康に
生きるために
必要！

多量ミネラル

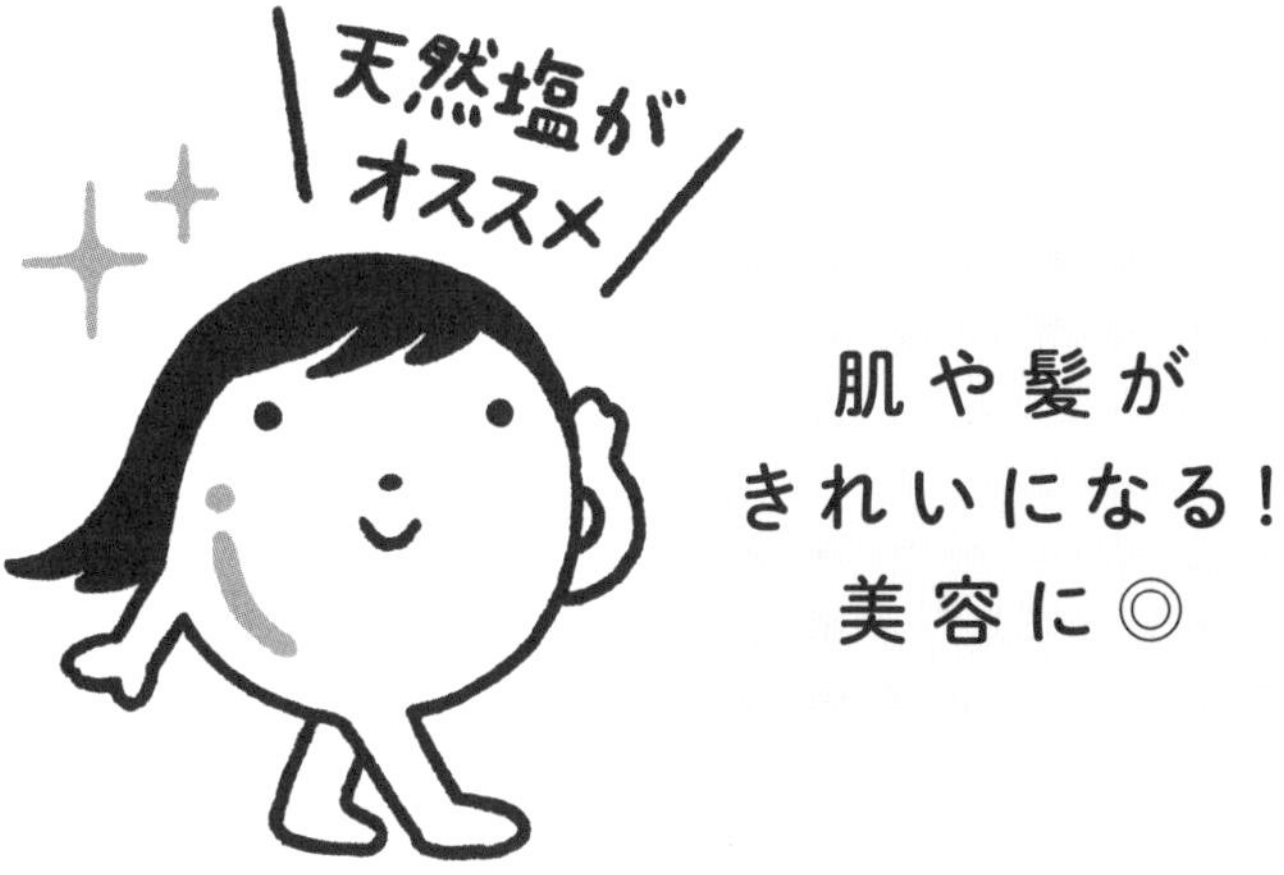
天然塩が
オススメ
肌や髪が
きれいになる！
美容に◎

微量ミネラル

05

男性は36.7℃、女性は36.2℃の体温を目指す

- 体温が低いと、頭頂まで血液が届かない
- ストレッチをする、歩くなど、少しでもカラダを動かしてみる
- ゆっくり湯船に浸かってジワジワと体温アップ
- シナモン、ショウガなどのカラダを温める食材を意識して摂る

頭皮まで栄養を行き渡らせることが重要

自分の体温が何度であれば髪にいいのか、考えたことがある人は少ないかもしれません。でも、体温が低いために、どれだけがんばって頭皮ケアを行っても髪の毛が元気にならなかった人が、体温を上げたとたんに数ヶ月で生えてきたのを、私は数多く見てきました。

頭皮のこめかみから上には太い血管は少なく、主に毛細血管が細かくはりめぐらされているだけ。

そのため、しっかりと血液が流れていないと、頭皮はたちまち栄養不足に陥ります。

カラダの代謝活動で生み出された熱は、血液の流れによって全身に運ばれます。つまり日常的に体温が低い人は、血液の流れが滞りがちで末端の毛細血管である頭皮に栄養が届きづらいと言えるのです。

生活のなかでちょっとした動きを取り入れよう

私たちのカラダは、最低でも36℃以上の体温で正常に働くようにできており、代謝活動が活発になり免疫力が最大限に高まる健康的な体温は、36.5℃から37℃だと言われています。

最低でも、男性は36.7℃、女性は36.2℃の体温を目指すようにしましょう。最もカンタンなのは、駅ではエスカレーターに乗らず階段をのぼる、車でなく自転車で買い物に行く、ストレッチを習慣にするなど、毎日の生活で、意識して少しずつカラダを動かすことです。基礎代謝をアップするために、スクワットなどの筋トレをするのもいいでしょう。寝る前は、シャワーですませず、湯船でゆっくりと温まるのもオススメです。

また、体温が低く、血液の流れが滞りがちな人がいる一方で、体温が高すぎて髪の毛が抜けやすくなっている人もいます。

体温が
低い場合

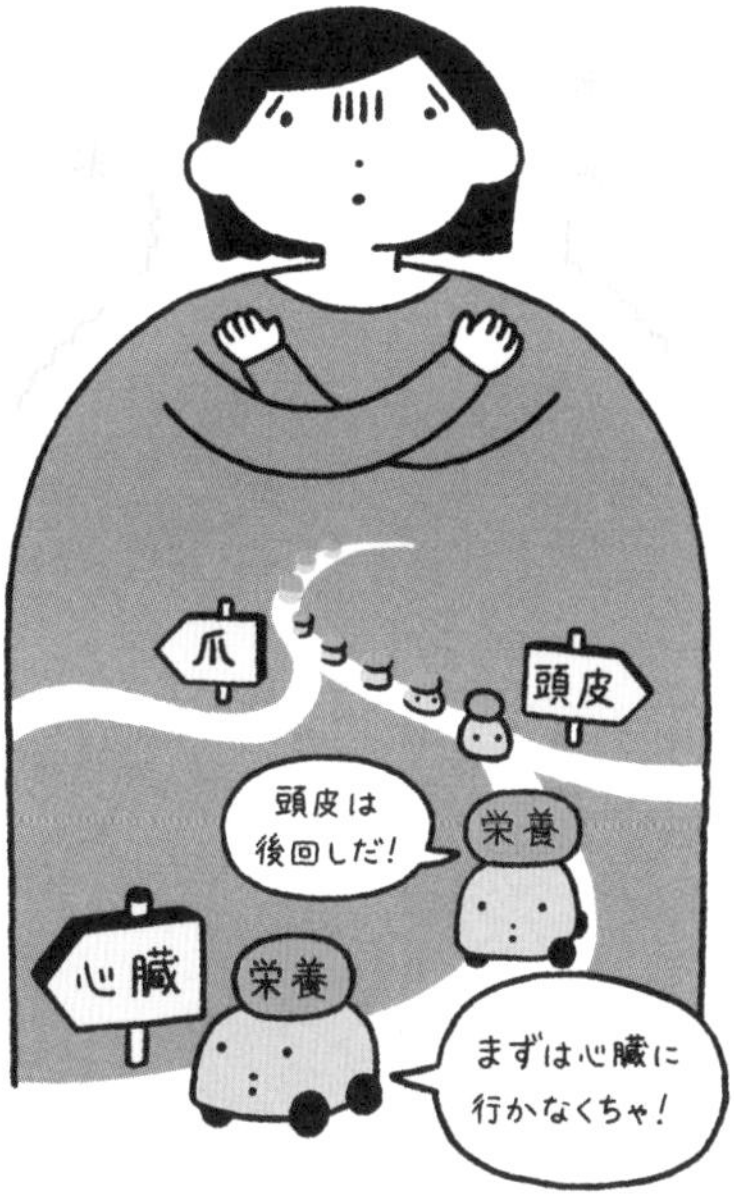
爪
頭皮
頭皮は後回しだ！
栄養
心臓
栄養
まずは心臓に行かなくちゃ！

特徴としては、高血圧、暑がり、汗っかき、顔がいつも赤いといった人は、カラダに熱がこもりやすく、高すぎる気温で植物が干からびるように、髪の毛が頭頂部から抜ける人が多いのです。

体温が高いタイプの人は、62Pでご紹介した食材などは逆効果になりますから気をつけましょう。

86Pからの「″あなたの頭皮はどのタイプ？″チェックリスト」で、タイプ別にオススメの育毛ケアをご紹介しています。

体温が高い人は、そのなかの「高血圧・高体温タイプ」を参照して、自分に合ったケアをしてください。

06

カラダの内側から髪を育てるキモは「腎臓」

- 腎臓は「血液の成分をコントロールする」大切な臓器
- 腎臓が弱ると髪の栄養がガクッと不足する
- のどが渇くまでガマンしないで水分補給
- 天然塩に切り替えれば、腎臓をいたわりミネラル補給もできる

腎臓をしっかりいたわる

腎臓は血液のなかからカラダに「必要なもの」と「不要なもの」を分別して「不要なもの」を尿として体外に排泄する働きをしています。

血液をろ過して尿をつくるとき、実は腎臓は、体内のさまざまな臓器から情報を受け取り、血液の成分を絶妙にコントロールしています。

そのため「血液の管理者」である腎臓が弱ると、血液の成分が適正に維持できず「必要なもの」を送り届ける力が衰え、髪がやせ細るなどの原因になってしまうのです。

また腎臓は、血圧を調整し血液を循環させる役割も担っていますので、腎臓の機能がダウンすると頭皮への血流が滞り、栄養が届きづらくなって髪トラブルを引き起こします。

東洋医学でも「腎」は、生命エネルギーを蓄える大切な場所とされています。

つまり「エネルギーが十分にある状態＝腎臓が健康」でないと、髪を育てるパワーが発揮できずに、抜け毛や白髪になると考えられているのです。

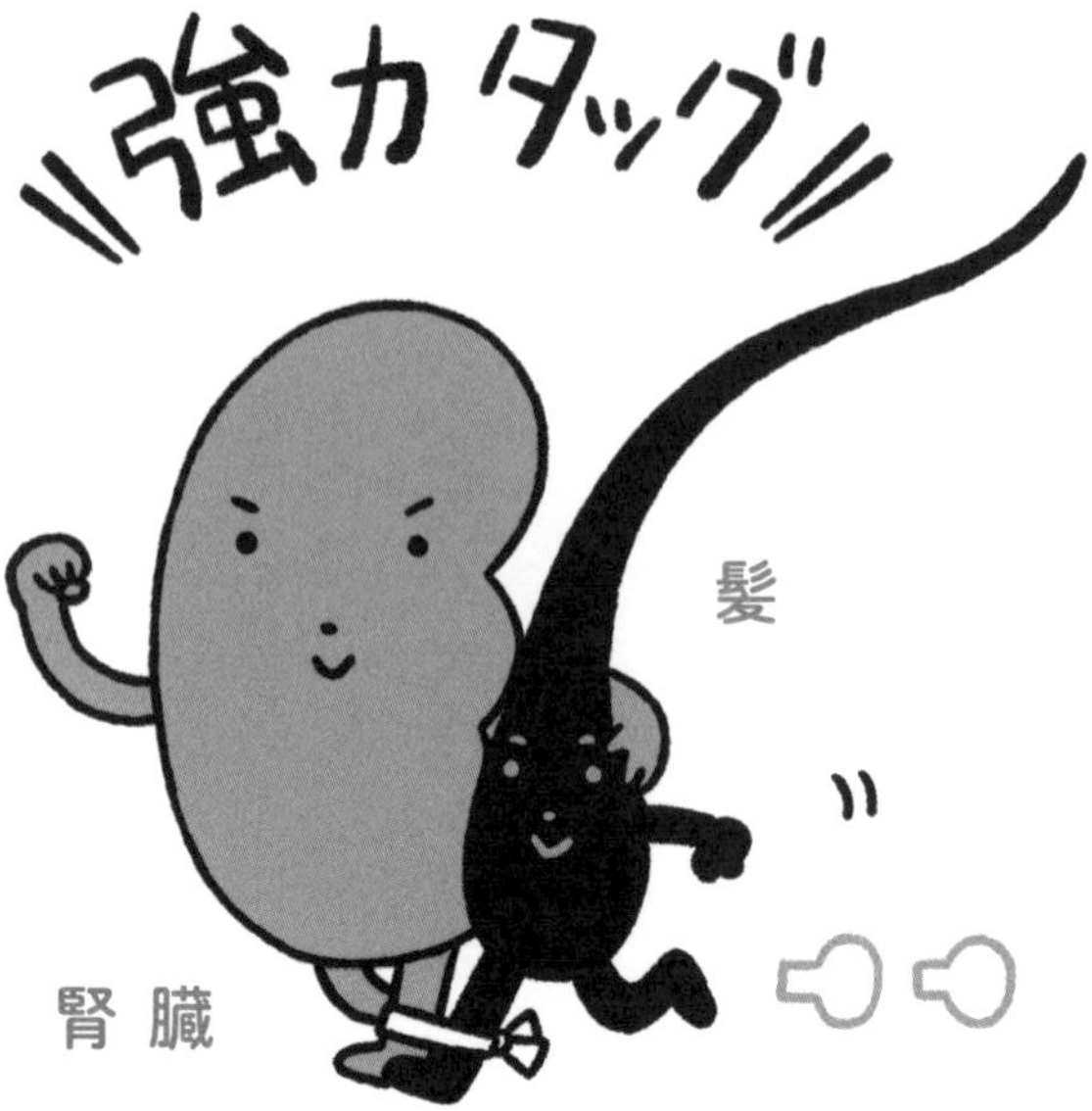

とはいえ、腎臓は、胃腸などと異なり「悪くなっている」という感覚はわかりづらいもの。

腎臓にいい食べものについては3章でご紹介します。

日頃から腎臓をいたわるためには、適度な水分補給を欠かさない、痛み止めなどの薬を習慣にしない、精製された食塩を摂りすぎないなどを心掛けるといいでしょう。天然の塩にはミネラルが多く含まれており、ミネラル補給もできるので一石二鳥です。

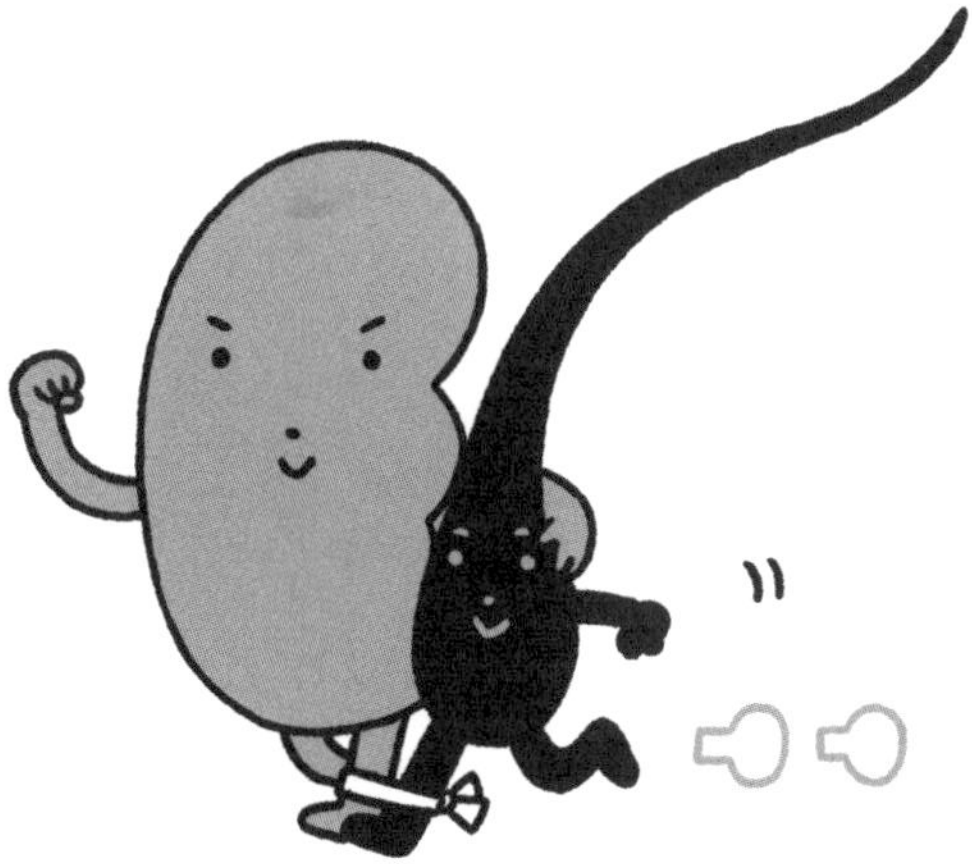

07

「水不足」では髪はつくられない

- 水を飲まないのは、本来とても不自然なこと
- 1日最低でも1リットルの「水」を飲む
- コーヒーやお茶は嗜好品として楽しむ
- 常温の水でお腹がゆるくなるなら「白湯」がオススメ

なぜ、水を飲まないだけで髪の毛が薄くなるの？

私はこれまでの著書でも「育毛のために水を飲みましょう」と重ねてお伝えしてきました。

でも「水を飲む」習慣が身につかず、なかなか髪の毛の状態が回復しない人があまりにも多いのが残念でなりません。実際に「なぜ、水を飲まないだけで髪の毛が薄くなるの？」とよく聞かれます。

実は、水を飲まないのは、人間にとって、とても不自然なことなのです。

人間のカラダは6割以上が「水」でできており、生命活動をサポートしています。

私たちは、食べものがなくても1ヶ月は生きられるのに、「水」を飲まなければ2～3日も難しいのです。体内をめぐる血液やリンパ液も主成分は水であり、育毛に必要な栄養や酸素は「水」にのって運ばれます。

必要な水分は、ミネラルウォーターなどの純粋な「水」で補給するのがベストです。

なぜなら、余分な成分がほとんど含まれていない「水」は、消化に負担がかからず、スムーズに吸収されるからです。

ジュースや炭酸飲料には、大量の砂糖が含まれています。

また、緑茶や紅茶、コーヒーなどは、水分を排泄する作用があるため、嗜好品として味を楽しむぶんには構いませんが、水分補給の目的には向いていません。

目安の量は1日、最低でも1リットル。ただ、慣れていないと1リットルを飲むのが難しいので、その場合は５００mlから始めてみましょう。

また、水を飲むときは、一度に大量に飲んでも排泄されてしまうので、１５０mlずつくらいの分量で、こまめに補給してください。

常温の水でもお腹を下す人は「白湯」を飲むこと、また、日本人の腸に合う軟水を飲むことをオススメします。

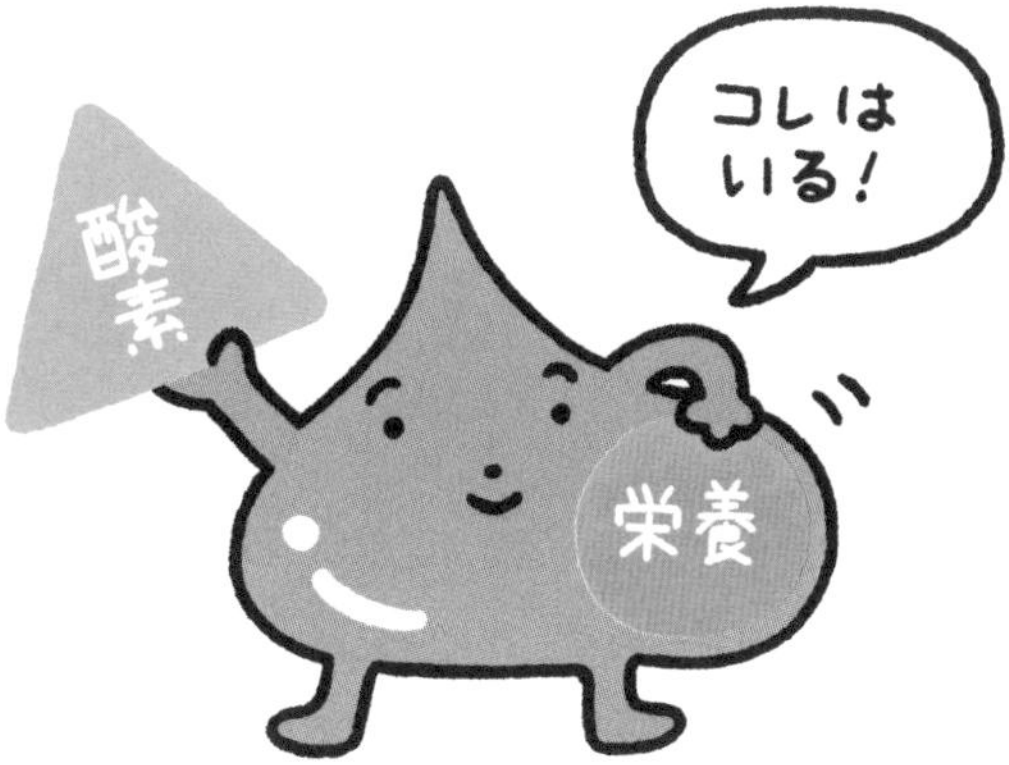
コレは
いる！
酸素
栄養

水は必要なものを取り込み

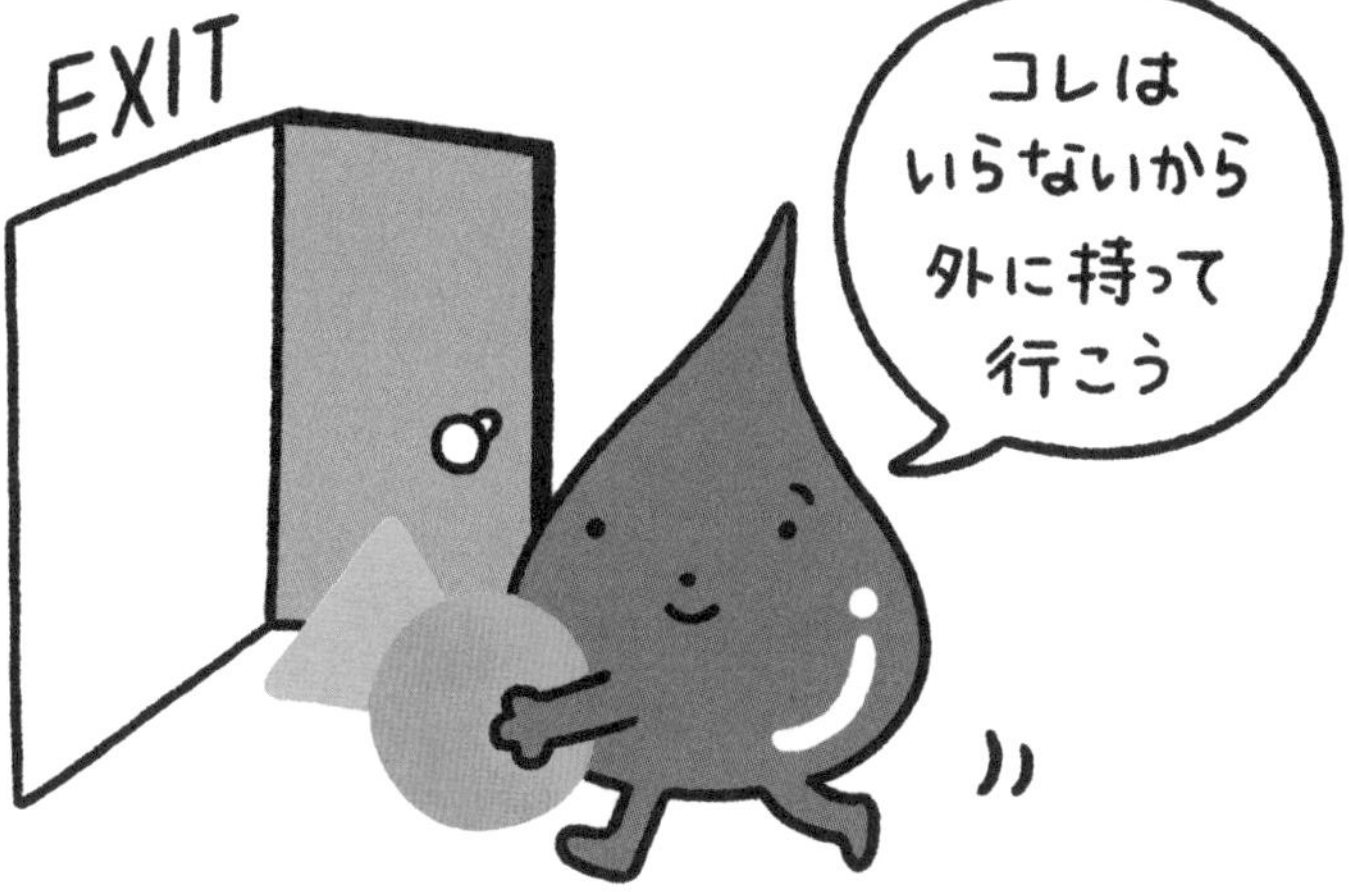
EXIT
コレは
いらないから
外に持って
行こう

それ以外は尿として出す

08

緊張が続くときは432Hz、やる気が出ないときは440Hzの音楽を聴く!

- 自律神経のバランスの乱れは育毛の大敵!
- 音楽は音の高さによって気持ちに働きかける
- 育毛に大切なのは、音楽で心地よい気持ちになる時間を増やすこと
- どんなジャンルでも好きな音楽ならOK

音楽で髪にいい状態をつくる

音楽を聴いて、気分が高揚したりリラックスした経験がある人も多いでしょう。気持ちがイライラしたり落ち込んだりして、自律神経のバランスが乱れると育毛に悪影響を及ぼします。

イライラして交感神経が優位になると、血管が収縮し頭皮の血行不良を引き起こして髪の栄養不足になるだけでなく、老廃物の排出が滞った頭皮はむくんで固くなります。さらに、緊張状態が続くと眠りが浅くなって細胞の修復が遅れたり、ホルモンバランスが乱れて正常な発毛サイクルが乱れたりするのです。

その一方で、副交感神経が優位になりすぎても、やる気が出ずに落ち込んだりして、日常生活のリズムが乱れて代謝活動が衰え、髪の毛の成長を妨げます。

緊張が続くときは432Hz、やる気が出ないときは440Hzの音楽を聴いて気分転換し、髪の毛への悪影響を最小限にしましょう。

432Hzの音楽は「癒しの周波数」と呼ばれるほどリラックス効果が高く、多く

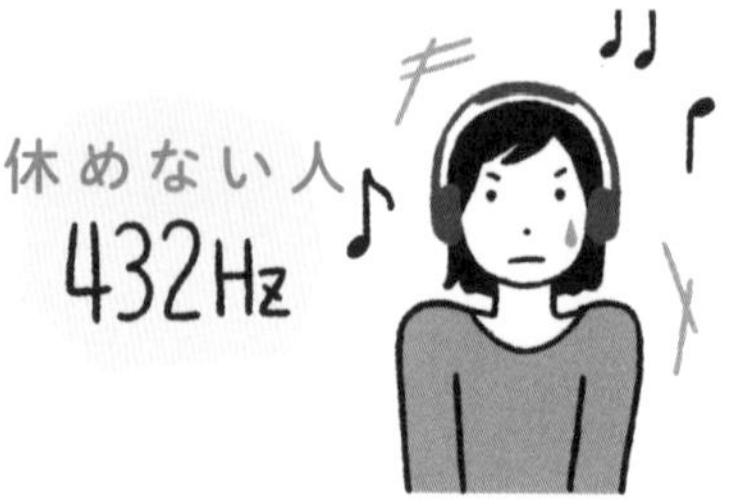

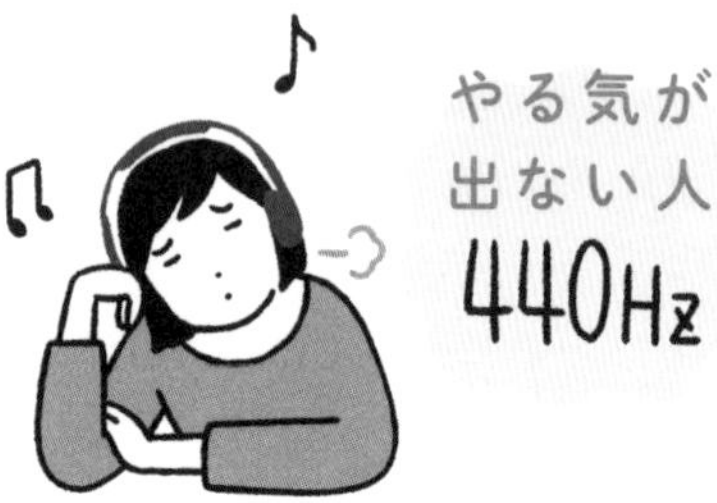

のヒーリング系や民族系の音楽は４３２Hzだと言われています。ストレスが続くときなどに聴くといいでしょう。

一方で４４０Hzは、注意を引くのに効果的な周波数で気持ちに刺激を与えます。音楽の世界では、近代の万国共通のチューニングの基本となる音の高さと言われており、ジャズやロックなどは、基本的に４４０Hzと考えることができます。気分が乗らないときに聴いて元気を出しましょう。

とはいえ、育毛に大切なのは、心地よい気持ちになる時間を１日のなかで何度もつくること。そのときの状態で、自分が聴いて「心地よい」と感じる音で自律神経のバランスを整えましょう。

MINI COLUMN

円形脱毛症は女性のほうが多い？

人間の脳は、大きく「男性脳」タイプと「女性脳」タイプの2つにわかれると言われています。「女性脳」とは、感性や芸術に強みを持つ右脳タイプ、「男性脳」とは論理的思考を得意とする左脳タイプです。

実は、私のところに部分的に毛が抜ける「脱毛症」の相談にくるのは、圧倒的に働く女性が多いのです。「なぜだろう？」と考えたとき、現代のビジネス社会は、論理的思考の「男性脳」を中心に動いているからだと思いあたったのです。

もちろん、男性にも「女性脳」タイプが、そして女性にも「男性脳」タイプが1〜2割は存在します。でも、相手の感情や言葉にならない思いに配慮できる「女性脳」を持つことの多い女性は、ロジカルに淡々とものごとを進める人に囲まれると、非常に大きなストレスを感じるはずです。そして、円形脱毛症になってしまうほど、思い詰めてしまうのです。

強いストレスは、髪の毛だけでなくカラダの健康にもよくありません。

音楽を聴く、料理をする、スポーツをするなど、自分なりのストレス解消法を持つようにしましょう。

09

ドライヤーは髪を乾かすもの、頭皮に風をあてない

- 髪の毛は濡れたままだと傷みやすい
- 頭皮は保湿されている状態がベスト
- ドライヤーを使うときは頭皮に直角ではなく平行に風を送る
- 7割乾いたら冷風を使うのもGOOD

頭皮と髪の毛の両方にいい乾かし方とは？

髪を育てるためのドライヤーの使い方の最大のポイントは、「髪の毛は乾かす」けれど「頭皮には風をあてない」ことです。

私は以前の著書で「頭皮を乾燥させるドライヤーは使わずに、自然乾燥がいい」とオススメしてきました。しかし近年、髪の毛は濡れているときは乾いているときよりやわらかくなり、こすれたり引っ張られたりすると、表面のうろこ状のキューティクルがはがれたり、髪が伸び切ったりして、髪の毛が傷みやすくなることがわかったため、髪の毛にはドライヤーを使うことを提案しています。

つまり、頭皮と髪の毛の両方の健康を考えると、シャンプー後、「髪の毛は乾かす」けれど「頭皮には風をあてない」のがベストなのです。

シャンプー後、髪の毛は乾かしたほうがいいのですが、頭皮は、育毛を考えると保湿されている状態が望ましいのです。ドライヤーの熱風をあててしまうと、乾燥が進み髪の土台が荒れてしまいます。

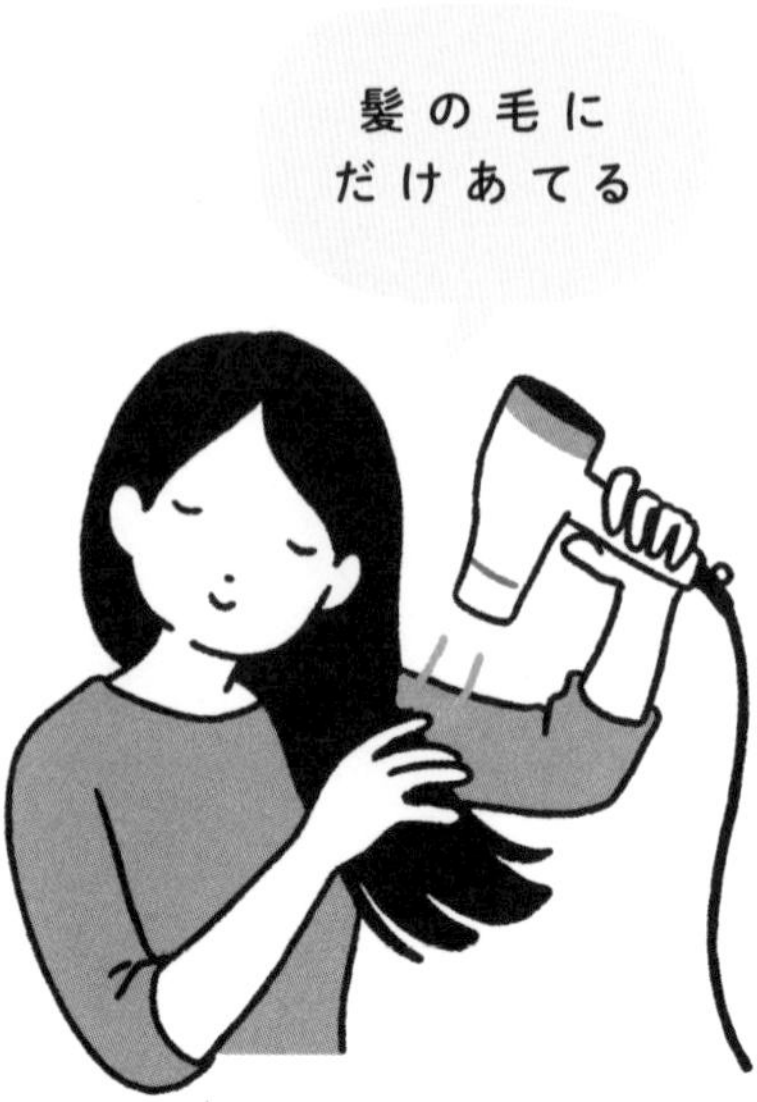

よく「頭皮もしっかり乾かさないと雑菌が発生しませんか？」と聞かれますが、体温の働きで頭皮の余分な水分は蒸発しますから、あえて乾かす必要はありません。

そのためドライヤーは、頭皮に直角の角度で風を送るのではなく、髪の流れに沿って上↓下、もしくは下↓上に向けて頭皮を避けて使いましょう。

また、7割乾いたら、温風ではなく冷風を使えば、髪を乾燥から守れます。「スカルプ用」の機能が搭載されたドライヤーもありますので、そちらを使うのもいいでしょう。

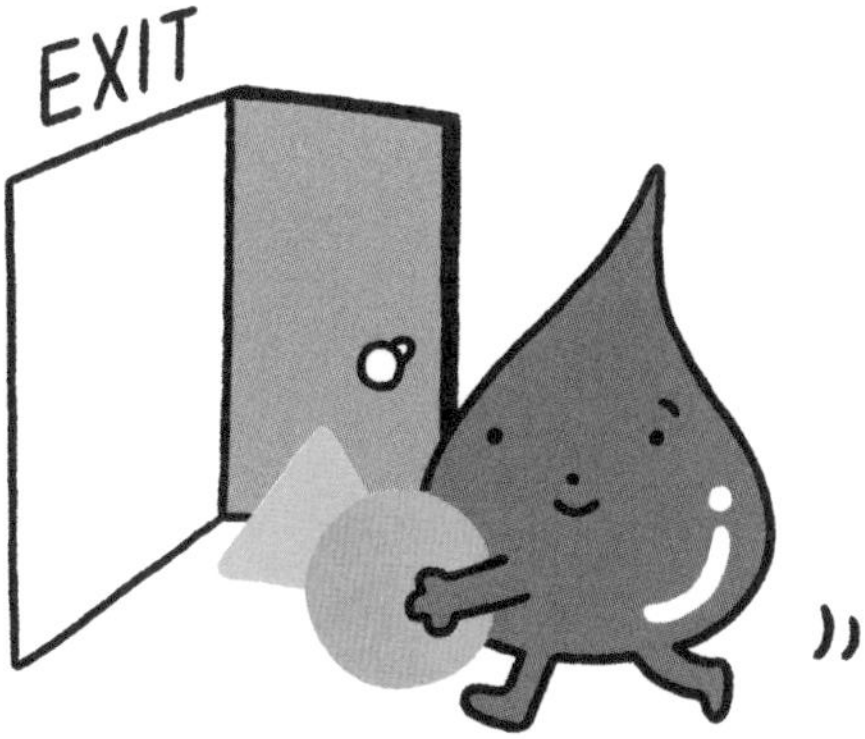
EXIT

10

育毛剤は土台が整ってから使う

- 頭皮の状態がよくなれば育毛剤の効果もアップ

- 育毛剤を選ぶならまずは「刺激の少ないもの」

- 保湿効果がある育毛剤は、毛穴をやわらかく整える

「どれを使う？」と迷ったら

ここまでの9つの項目が実践できれば「育毛のジャマをする多くのものを取り除き」、「栄養を送り込む基盤ができて」、頭皮（土台）の状態は以前とは比べものにならないほどよくなっているはずです。

育毛剤を使うなら、この段階まで土台が整ってからが効果的です。

しかし、ドラッグストアやインターネットには、たくさんの育毛剤があふれており「どれを使えばいいの？」と迷う方も少なくないでしょう。

体質別の効果の高い育毛成分については、次の項目でご紹介します。

有効な育毛成分以外では「頭皮への刺激が少ない」、そして「保湿効果が高い」ものを選びましょう。

髪に悩みを抱える人は、皮膚が荒れていたり皮脂バランスが乱れていたりと、頭皮の状態がよくない人が目立ちます。

刺激が強い成分の代表が、アルコールです。化粧品原料の抽出法としてアルコー

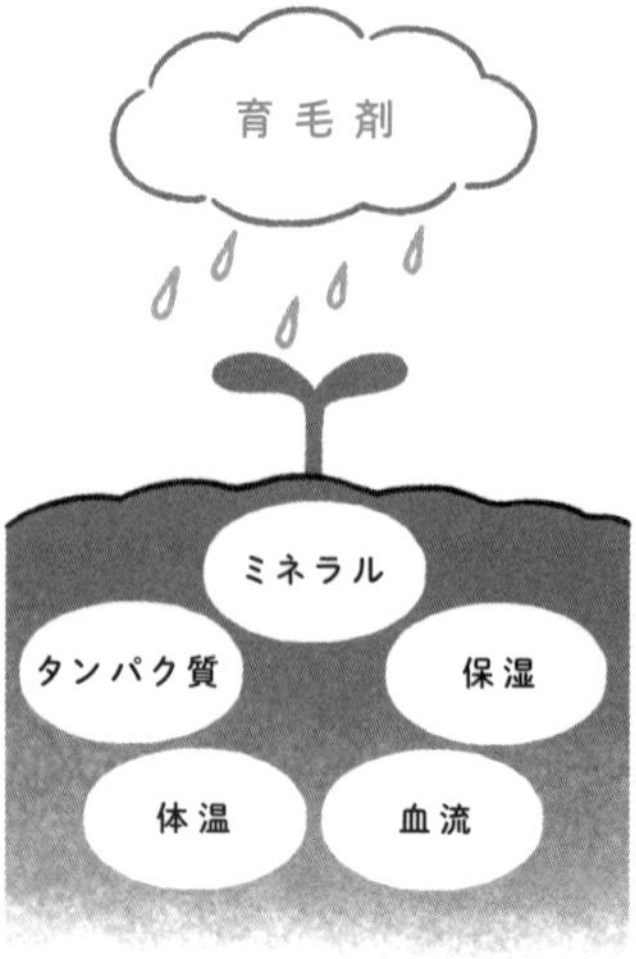

土台が整っていれば
しっかり育つ

ルを使用すると、アルコール分が強くなりがちです。とはいえ、アルコールを使わないと有効成分を抽出できない場合もあるので、アルコールが配合されているものすべてがダメなわけではありません。

頭皮に湿疹やかぶれができたことがない人が、有効成分の恩恵を受けたい場合はアルコールが使われているものを選ぶのもいいでしょう。

また、頭皮をしっかりと保湿することで、柔軟性が増して縮こまっていた毛穴が開きやすくなります。

すると、しっかりした髪の毛が育ちやすくなるばかりでなく、一つの毛穴から生える本数が増える確率も高まるのです。

MINI COLUMN

ミネラル水を基礎にすると育毛剤の効果がアップ！

健康な髪の毛を育てるために欠かせないミネラルは、食べものとして口から体内に取り入れるだけでなく、頭皮に直接つけても効果を発揮します。

ミネラルを豊富に含んだローションは、どんな種類の育毛剤のジャマをすることもなく、刺激も与えず健康な髪の毛の成長を促します。

「それだったら、育毛剤の原料として使えばいいのでは？」と思うでしょうか。でも残念ながら、原料にミネラルを使用すると、高価になる上に、沈殿や濁りができて見た目が悪くなったり、製品の安定性を低下させたりする可能性があるので、避けられがちなのです。

ミネラルを補給するためのローションは、飲料水や化粧水として販売されている温泉水を使えばいいでしょう。また、海藻エキスとして、「クラドシホンノバエカレドニアエエキス（低分子フコイダン）」が含まれている化粧水も、皮膚に浸透しやすいためオススメです。

ぜひ、お手持ちの育毛剤の前に、ミネラル水を基礎として使ってみてください。

「あなたの頭皮はどのタイプ？」チェックリスト

ではここで、もう少し詳しく、頭皮のタイプや体質別にどんな育毛剤を選べばいいか、「トップ10」以外でどんなケアをすれば髪を効果的に育てることができるのかを見ていきましょう。

それぞれ、あてはまると感じる項目にチェックを入れてみましょう。

チェックの数が多いものが、あなたの現在のタイプになります。

いくつかのタイプで、チェックの数が同じになった場合、あてはまるすべてのタイプの育毛ケアを試してみましょう。

育毛を妨げる要因が減ることで、元気な髪の毛が育つ確率がグンとアップするはずです。

冷え性タイプ

- □ 舌が白い
- □ 手足が冷えがち
- □ 瞼の裏側が白い
- □ お腹が冷たい
- □ 爪が割れやすい
- □ 体重と比べてぽっちゃり見える
- □ 食欲が旺盛でない

●オススメの育毛ケア

髪の生育に必要な「血」が足りない可能性があります。

豚肉、カモ肉、カツオ、マグロ、イワシ、あさり、にんじん、小松菜、にんにく（少量）、黒キクラゲ、ナツメなど、血を増やす食材で内側から血の原料を補うと同時に、ショウガやシナモンなどを取り入れ、体温を高めていきましょう。

ミネラル補給も効果的です。

● オススメの育毛成分

ニンジンエキス、ジオウエキスなど、頭皮体温を高められる成分がいいでしょう。

＊ジオウエキスはアルコールで抽出されるため、頭皮にトラブルがなく敏感でない方にオススメです。

酸欠タイプ

- □ 唇の色が紫がかっている
- □ ホホが白くて赤みがない
- □ 鼻が詰まりがち
- □ 鼻が小さい
- □ 喘息を持っている
- □ 肌が全体的にカサカサしている
- □ 顔がむくみやすい
- □ アレルギー性の皮膚炎がある

● オススメの育毛ケア

「酸欠」タイプは「肺」を中心とする循環機能が弱っている可能性があります。

血流が滞りがちなので、190Pの呼吸法やストレッチなどで、血液の循環を促しましょう。

また、枕を自分に合ったものに変えることで、頭部への血流がアップします。

健康な血液をつくる、ヒレ肉、もも肉などの赤身の肉類、カツオなどのタンパク質、わかめやひじきなどの海藻類、ほうれん草やブロッコリーなどを意識して摂取するといいでしょう。

● オススメの育毛成分

ミネラルや水溶性プロテオグリカンな

どの「保水」系の成分がいいでしょう。

*「保水」とは成分が水分を保持すること。油性のものを重ねて頭皮にうるおいを閉じ込める「保湿」とは異なります。

老化タイプ

- □爪に縦ジワが入っている
- □目の下のシワが多い
- □昔と比べ筋肉が落ちた
- □体力が衰えた気がする
- □夜中のトイレが多くなった
- □睡眠時間が短くなった
- □肌のシミが多くなった
- □高血圧や動脈硬化など生活習慣病の心配がある

●オススメの育毛ケア

毛根の老化による細毛や脱毛の可能性があります。

頭皮の老化に影響の大きい紫外線は、できるだけ避けるようにしましょう。

また、こまめにカラダを動かす、深夜になる前にベッドに入る、育毛効果の高いメニューに切り替えるなど生活習慣も見直すといいでしょう。

抗酸化作用の高い、芽キャベツやケールなどの野菜、いちごやプルーンなどの果物を積極的に取り入れましょう。

●オススメの育毛成分

頭皮ケアでは、活性酸素を除去する、クラドシホンノバエカレドニアエエキス(低分子・海藻エキス)、マグワ根皮エキス、カキ葉エキスなどを選びましょう。

高血圧・高体温タイプ

- □爪の色が赤い
- □爪の根元が盛り上がる、いわゆる「バチ爪」である
- □ベタベタのフケが出る
- □赤ら顔である
- □舌の色が赤い
- □唇の色が赤い
- □ずんぐりむっくりしている
- □運動していなくても筋肉が多い

●オススメの育毛ケア

血圧が高く「血」が多い傾向があり、熱（ほてり）が頭頂部に停滞しているため熱で乾燥が促進され、つむじまわりから、髪の毛が薄くなる可能性が高いタイプです。

トマト、セロリ、キュウリなどの、カラダの熱を冷ます夏野菜を多く食べましょう。豆腐もオススメです。焼き肉、揚げ物、餃子、ニラ、にんにく、ネギ、キムチなどカラダに熱を込めやすい食べものは、特に夏は控えましょう。

＊「高血圧・高体温タイプ」でも、手足の指先が冷たくなる人は、次のエクササイズを1日に3セット行い、頭頂部にたまった熱を逃がし、全身にめぐらせましょう。

①つむじの周囲を両手の指先で軽く8秒ほど押してマッサージ。

②手と足の指を同時にギュッと握ってパッと開く「グーパー運動」を8回。

＊手足の指先が冷えていない人は、有酸素運動を行って汗として熱を排出しましょう。

●オススメの育毛成分

センブリエキス、オランダガラシエキスなど、血行を促して熱を分散させる効果が高いものを選びましょう。また、このタイプは皮膚が乾燥しやすい傾向があるため、乾燥を改善させたり保湿のためにクラドシホンノバエカレドニアエ多糖体（高分子・海藻エキス）も効果があります。

＊ジオウエキスは外用しても冷えている箇所を温め、熱がたまっている部分は冷ましてくれる働きがあるため「高血圧・高体温タイプ」にも有効です。ただし、アルコールで抽出されるため、頭皮にトラブルがなく敏感でない方にオススメです。

乾燥タイプ

- □二枚爪
- □唇がカサカサ
- □口がいつも渇いている
- □舌に亀裂が入っている
- □カサカサのフケが出る
- □通年して目ヤニが多い、ドライアイ
- □目尻やほうれい線などのシワが多い
- □貧血

●オススメの育毛ケア

とにかく頭皮を乾燥させないことが大切です。

ヘアケア製品は、保湿効果が高いものを選びましょう。シャワーヘッドは必ず塩素を除去するものに換え、ドライヤーの熱風は頭皮にあてないようにします。

保湿ローションの使用も効果を発揮します。

頭皮にうるおいを与える、オクラ、里芋、山芋、納豆、なめこ、卵などを積極的に食べましょう。

● オススメの育毛成分

保湿効果が高い、加水分解ハトムギ種子エキス、水溶性プロテオグリカン、クラドシホンノバエカレドニアエ多糖体（高分子・海藻エキス）などを選びましょう。

胃熱タイプ

- □ 息がくさい
- □ 背中に湿疹ができる
- □ 小鼻のわきが赤い
- □ 歯茎がはれたり出血したりする
- □ 冷たい飲みものを好む
- □ 唇が荒れやすい
- □ 舌が黄色い
- □ おでこが広くなってきた

● オススメの育毛ケア

胃に熱がたまりやすい「胃熱タイプ」は、おでこから丸く毛が薄くなる可能性が高いタイプです。

胃の熱を取るために、トマト、セロリ、大根などを食べましょう。にんにくやニラは避けたほうがいいでしょう。また、適度な運動でストレスを解消し、汗をかくのも効果的です。

お酒をよく飲む人は、胃に熱をためやすいので、控え目にするといいでしょう。

● オススメの育毛成分

ハッカ油などの清涼効果のある成分、血行促進により熱を放散するジオウエキスなどの成分を選ぶといいでしょう。

「医薬品」「医薬部外品」「化粧品」の違いは？

育毛剤は「医薬品」「医薬部外品」、そして「化粧品」の3種類に分類されます。

「医薬品」＝病気の治療や予防に使われるもの

「医薬部外品」＝治療ではなく、脱毛予防や育毛目的に使用されるもの

「化粧品」＝毛髪を健やかに保つためのもの

と、薬事法ではわけられており、一般的には有効性の高さは「医薬品」＞「医薬部外品」＞「化粧品」となると考えられています。しかし、私が実際にシャンプーや育毛剤の開発に関わると、違った側面が見えてきたのです。

「医薬品」＝医薬品として登録する費用が莫大で、製品の値段が高くなる。表示指定成分103種類以外は、公開しなくてよい。

「医薬部外品」＝「化粧品」より登録費用が高額なので、製品の値段も高め。
表示指定成分103種類以外は、公開しなくてよい。
「化粧品」＝登録費用が低額なため、製品の価格を抑えることができる。
全成分の表示が義務づけられている。

表示指定成分以外は公開しなくていい「医薬品」や「医薬部外品」は、含有される成分に不透明なところが多いことがわかりました。

また、成分の濃度が、必ずしも「医薬品」＞「医薬部外品」＞「化粧品」とならないため、化粧品に一番多く、発毛に有効なエッセンスが入っている場合があるのです。

これまでの経験から、私が言いたいのは「医薬品＝誰にでも効果が高い」、「値段が高い＝有効成分の濃度が高い」わけではないということです。

ご自身の髪の毛のトラブルの原因を見極めて、それぞれのタイプに合った成分が入っている製品であれば、薬事法の分類にとらわれる必要はないと考えています。

「育毛剤」と「発毛剤」は、一緒に使っていいの？

　ここで「育毛剤」と「発毛剤」の違いについても、カンタンにご説明しておきましょう。

「育毛剤」＝（分類）医薬部外品、（用途）髪の毛を育て、抜け毛を防ぐ
「発毛剤」＝（分類）医薬品、（用途）髪の毛を生やし、抜け毛を防ぐ
と分類され、医薬品でないと「発毛」という言葉は使用できません。

　現在、ドラッグストアやインターネットで購入できる「発毛剤」には、医学的に発毛の効果が認められている「ミノキシジル」という成分が含まれています。
「ミノキシジル」は血管拡張薬であり、そもそも高血圧治療に使われていたのが、副作用として発毛効果が認められ、発毛剤に使われるようになりました。

「ミノキシジル」配合の発毛剤は、確かに血管を広げ頭皮への血流を促します。

しかし問題は、いくら発毛効果はあっても、頭皮への血流が悪くなっていたり、血管が細くなっていたりするもともとの原因は解消してくれないということです。

そのため、使用をストップすると、もとの髪が生えにくく育ちにくい環境に戻ってしまうのです。

私は、ミノキシジル配合の「発毛剤」を使いたい方にも、同時に「髪を元気にする習慣 トップ10」を実践するようにオススメしています。

また、育毛剤と発毛剤は、成分や働きかける強さに違いはあっても、基本的に目的は同じです。

2種類同時に使ったからといって、効果が2倍になるわけではありません。

これは「育毛剤×育毛剤」、もしくは「発毛剤×発毛剤」でも同じこと。

また、どの育毛剤も発毛剤も、ほかの製品との併用は想定してつくられていません。そのため、どんな副作用があるか誰にもわからないのです。

異なる成分を含む、育毛剤や発毛剤を使いたいときは、時期をずらして使うことをオススメします。

86-91Pの「頭皮タイプ別」オススメ食材

	頭皮タイプ					
分類	冷え性	酸欠	老化	高血圧・高体温	乾燥	胃熱
肉類	・豚肉 ・カモ肉	・ヒレ肉 ・もも肉				
魚介類・海藻類	・カツオ ・マグロ ・イワシ ・あさり	・カツオ ・わかめ ・ひじき				
野菜・いも類・豆類・きのこ類・果物	・にんじん ・小松菜 ・にんにく（少量） ・ショウガ ・黒キクラゲ	・ほうれん草 ・ブロッコリー	・芽キャベツ ・ケール ・いちご ・プルーン	・トマト ・セロリ ・キュウリ ・豆腐	・オクラ ・里芋 ・山芋 ・納豆 ・なめこ	・トマト ・セロリ ・大根
その他	・ナツメ ・シナモン				・卵	

＊本書では、著者が効果的だと考えるオススメ食材を厳選しています。
あくまで食材選びの+αの目安として、偏りのない食生活を心掛けましょう。

第2章

髪を元気にする シャンプー& マッサージ

シャンプータイムを「髪を育てる時間」にする

ほとんどの人が毎日行うシャンプー。

シャンプータイムが「髪を育てる時間」に変われば、育毛効果はさらにアップします！

まだまだ多くの人は「シャンプー＝髪を洗う」と考えがちですが、私は**シャンプータイムは育毛のための大切なマッサージタイム**と考えます。


実は、私たちが「シャンプー＝髪を洗う」と考えるようになったのは、長い間「髪を洗うのは月に1〜2回が当たり前」という時代があったからです。

私たち日本人が、毎日シャンプーをするようになったのは、１９９０年代後半からだと言われています。

それ以前は、シャンプーの回数が少ないため、頻繁に髪の毛をとかして皮脂を頭皮から髪に移すのが、唯一のケアでした。

皮脂が過酸化脂質に変わり頭皮に蓄積するのを抑えて、頭皮への刺激やニオイを軽減する効果があったのでしょう。

昔は、髪をまとめるために油をつけることも多かったため、月に1～2回のシャンプー時には「油を落とす」意識が強く「洗髪」と呼ばれるようになったと考えられます。

その後、２０００年代になると、頭皮で何が起こっているかが解明されるようになり、頭皮ケアに注目が集まり始めました。

「シャンプー」は、ヒンディ語の「Champo（マッサージする）」が語源ではないかと言われています。

それだけ、頭皮のマッサージが重要だということが伝わってきますよね。

シャンプータイムには、1日の汚れを落とすと同時に、頭皮の血流をマッサージで促して、髪の毛をじっくり育てていきましょう。

石鹸シャンプーにスタイリング効果は期待しない

シャンプーに洗浄成分として使われる界面活性剤は、大まかに「高級アルコール」「石鹸」「アミノ酸」の3つにわかれるとお話ししました。

このうち「高級アルコール」が、一般的に合成の界面活性剤と言われるもので、洗浄力が特に強く、常在菌を殺して皮脂を洗い流してしまうのでしたね。

では「石鹸シャンプー」は、髪と頭皮にどんな効果があるのでしょうか。

ほとんどの石鹸シャンプーの主成分は、脂肪酸カリウム（石鹸）であり、そのほかに保存料や添加物などが加えられることはあまりありませんので、頭皮には優しい洗浄料だと言えます。

しかし、石鹸には髪を滑らかにするコンディショニング成分は含まれていないため、洗っているときにギシギシする、指が通らないという声をよく聞きます。

また、しっかり洗い流さないと石鹸カスが残り、乾かすとゴワゴワする、逆にベタベタする、フケのような粉が残るということも起こり得ます。

近年では、そんな点を補うように、保湿剤やオイルを配合したものも販売されています。

ただ私は、石鹸シャンプーは、硫酸系のシャンプーを使うよりは頭皮には安全ですが、スタイリング効果は期待しないほうがいいと考えています。

マッサージは「髪を元気にする習慣トップ10」ではない!?

これまでの私の著書を含め、数多くの育毛に関する書籍では「頭皮マッサージ」がメインになっていることが少なくありません。

もちろん、頭皮に直接触れて血流を促すのは、元気な髪の毛を育てるためのとても重要なポイントです。

ただ、私はこれまでに経験してきたさまざまなケースから、頭皮マッサージとは「育毛の森に生える1本の木」にたとえられると考えています。

「育毛の森」は、ほかにも水分のめぐりや血液の質、食べものから取り込む栄養など、カラダの内側の大切な要素から成っています。

ですから、私はあえて「頭皮マッサージ」を「髪を元気にする習慣　トップ10」

から外してご紹介しました。

もちろん「頭皮マッサージ」という1本の木が枯れてしまったら、森にはぽっかりとスキマができてしまいます。

でも、ある人の「育毛の森」は「水を飲む習慣」という木が枯れているかもしれません。また、別の人の「育毛の森」は「適正な体温」という木が腐って倒れているかもしれません。

「育毛の森」が、イキイキと生い茂るためには「カラダの内部の要素」の木々と「頭皮マッサージ」の木が、両方とも適切に生長していかなければならないということを知っておいてほしいのです。

「これから生える髪」を意識する

「抜けちゃうから、あまり洗わないで!」

薄毛を気にしている人に、こう言われた経験がある理美容師は多いでしょう。冗談っぽい口ぶりでも「1本でも多く、長く頭皮にとどめておきたい」と、真剣に考えているのが伝わってきます。

しかし、キチンと頭皮をマッサージしながら洗わないと、汚れを落とすことも、血流を促して頭皮に栄養を送り込むこともできません。

せっかくのシャンプータイムが、育毛ではなく髪と頭皮にダメージを重ねる時間になってしまいます。

理容室や美容院だけでなく、自宅でも同じです。シャンプーをするときに毛が抜けるのを恐れて、泡立てるのもそこそこに、ささっと洗い流して終わりにする人が

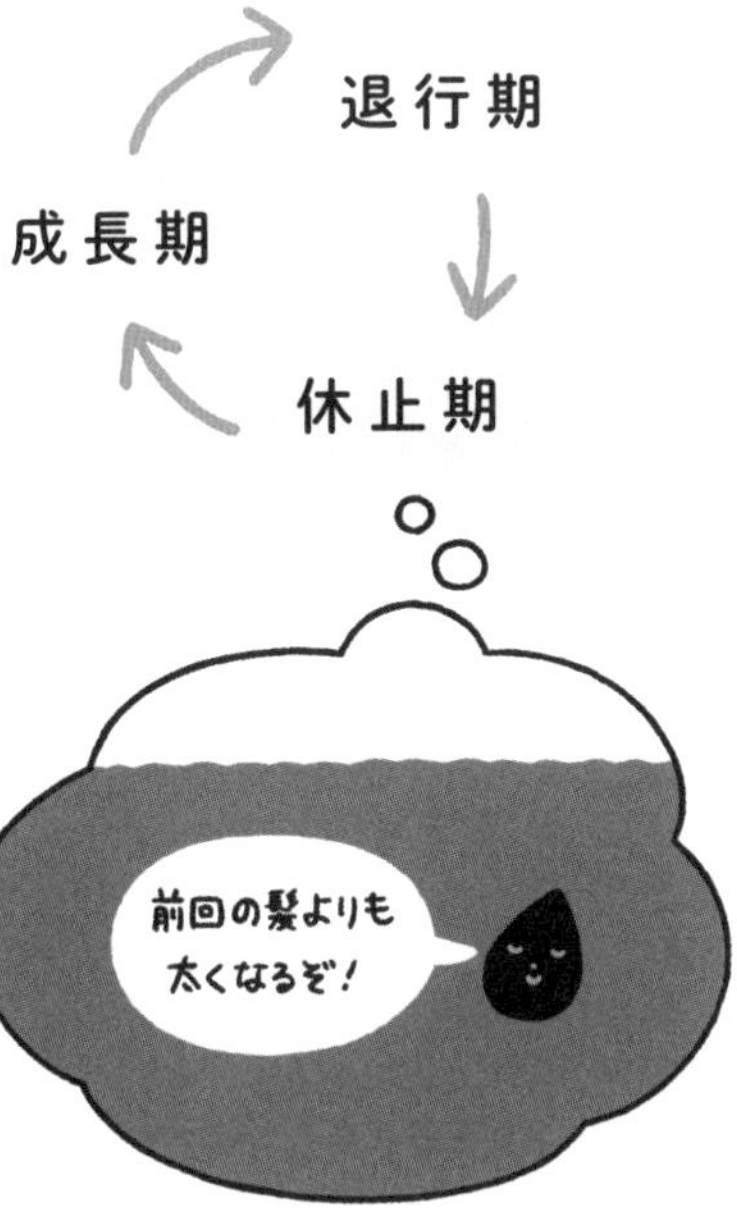

少なくないのです。

シャンプータイムは髪を育てるための大切な時間です。

髪の毛の成長サイクル「休止期」→「成長期」→「退行期」の「休止期」、もしくは「休止期」に入る前の移行期には、髪が抜けるのは当然のこと。

むしろ、抜けないと正常なヘアサイクルが乱れるだけでなく、次の新しい毛が成長することができません。毛が抜けるのを恐れないでください。

シャンプータイムのケアをしっかり行うことで、「成長期」を待つ新しい髪の毛が育つ環境を整え、太くて長生きする毛を生やすことができます。

シャンプーするお湯の温度は「37〜39℃」

育毛のためには「熱すぎるお湯」や「ぬるすぎるお湯」は厳禁です。

ズバリ、髪の毛を元気にするためのお湯の温度は37〜39℃。

体温より少し高いけれど「熱い」と感じない温度です。

これ以上温度が高いと、皮脂を取りすぎてしまいます。

「朝、スッキリ目覚めるために熱めのシャワーを浴びている」

「皮脂をしっかり落とすために、熱めのお湯でシャンプーしている」

という人は、すぐに温度の設定を見直しましょう。

また、37℃より低いぬるすぎるお湯では、汚れを落としきれません。

頭皮には、おでこや鼻の2倍の皮脂腺があるため、ぬるすぎるお湯では不要な皮脂が残り、過酸化脂質がたまりやすくなってしまいます。

油汚れのこびりついた食器やフライパンを洗うことをイメージしてもらうとわかりやすいかもしれません。
お湯を熱くすると、汚れはスッキリ落ちても、手が乾燥してしまいますよね。
また、お湯がぬるいとベタベタした油汚れは落としきれません。
たとえ正しいシャンプー選びができていても、お湯の温度を間違えてしまうと、せっかくのシャンプーの効果が半減してしまうのです。

温度が
高すぎると…

皮脂の
取りすぎ

⇑

適度な温度

37〜39℃

⇓

低すぎると…

汚れを
落とし
きれない

1番大切なのは「2度洗い」

髪の毛だけでなく頭皮にも働きかける、正しいシャンプーのやり方が「2度洗い」です。ここで言う「2度洗い」は、単に2回洗って汚れをしっかり落とすという意味ではありません。

1度目のシャンプーは、汗、ホコリ、雑菌などの1日の汚れを落とすためのもの。そして2度目に、シャンプーに含まれる有効成分を頭皮に浸透させて、髪の毛を育てていくのです。

正しいシャンプーのやり方は、

❶髪の毛と頭皮全体をお湯で流す（60秒ほどかけてじっくりと流します）

❷1度目のシャンプー（手にシャンプーを取って泡立て、頭皮全体に泡を押しつけてから流

します）

❸2度目のシャンプー（シャンプーの泡を頭皮になじませ、1～5分ほど114Pでご紹介する頭皮マッサージをして流します）

の3ステップです。

最初に、髪の毛と頭皮をじっくりとお湯で流すことで頭皮を温め、汗やホコリなどの水溶性の汚れを取り去ってシャンプーの泡立ちをよくします。

1度目のシャンプーでは、ワックスやトリートメント、余分な皮脂などの油溶性の汚れを落とします。このとき、頭皮をゴシゴシ洗ったりマッサージしたりする必要はありません。シャンプーの泡を、まんべんなく頭皮に押しつけるようにして洗い流します。

そして、清潔になった頭皮に、2度目のシャンプーでマッサージしながら栄養成分を浸透させていきます。湯船につかりながらマッサージしたり、泡のままパックすると効果的なシャンプーなら、髪に泡をのせたまま、カラダを洗えばいいでしょう。

「2度洗い」のやり方

① 髪の毛と頭皮全体をお湯で流す

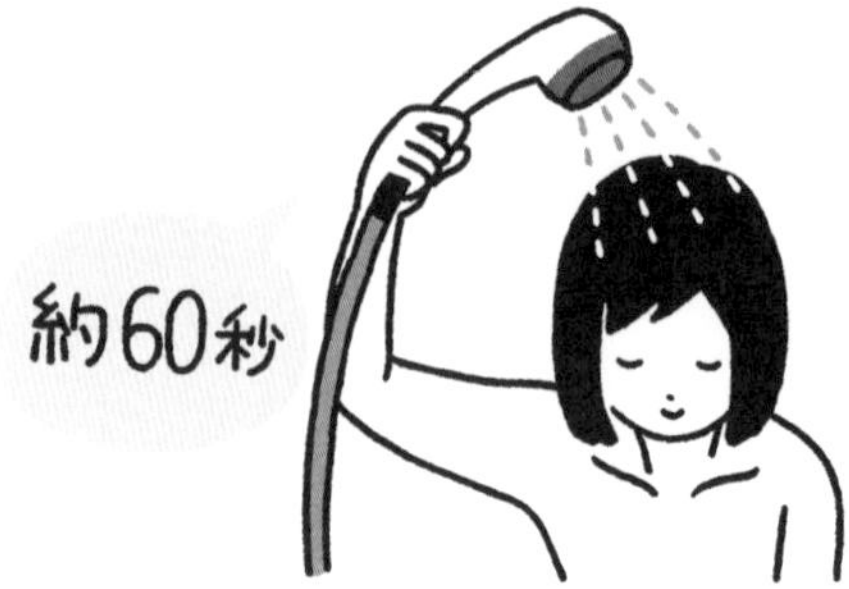
約60秒

② 1度目のシャンプー

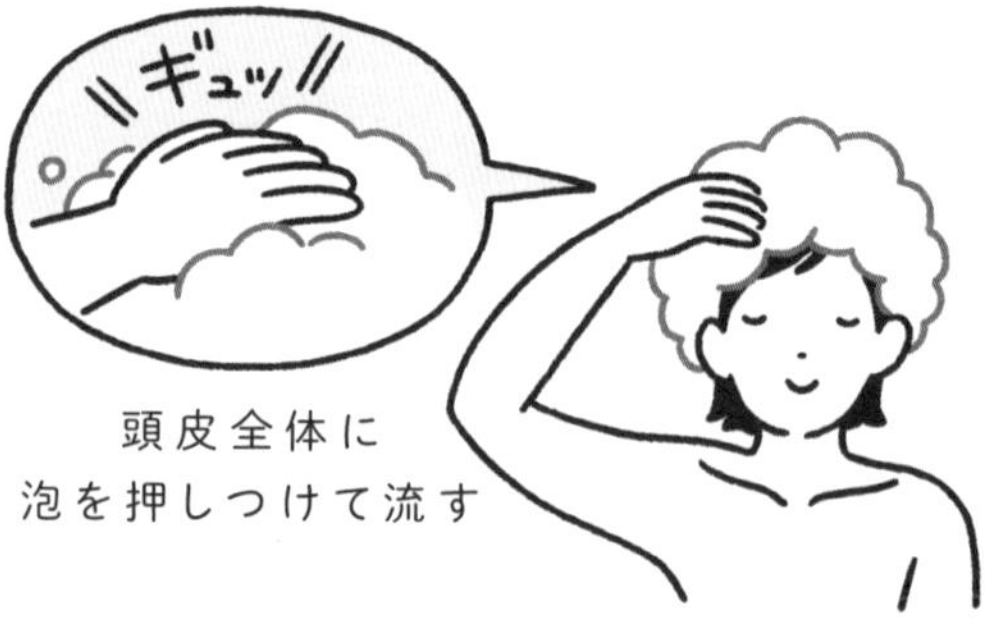
ギュッ
頭皮全体に
泡を押しつけて流す

③ 2度目のシャンプー

再び泡を押し付けるように
頭皮になじませ
1～5分ほど
頭皮マッサージ（114P）
して流す

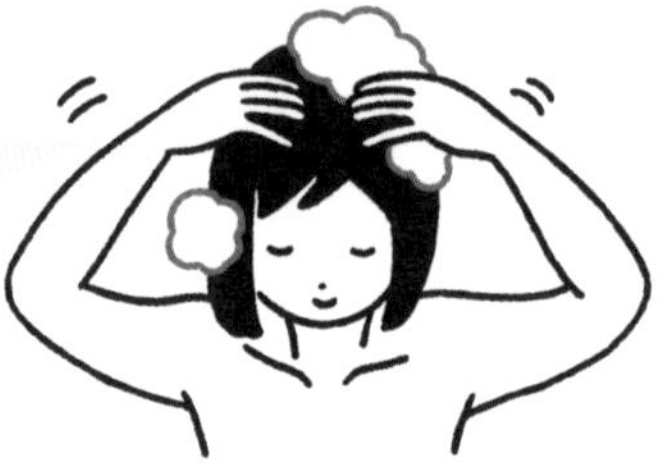

※頭皮に泡がなじんでいれば強くこすらなくても汚れが取れます（112P参照）

MINI COLUMN

著者が使用して実感！ 髪を元気にするオススメ成分

毛穴の奥に眠る、新しい髪の毛の「芽」に、栄養を与えたいと考えるなら、シャンプーなどの製品に含まれる成分にも気を配りましょう。

「髪を元気にする」
「頭皮をやわらかく、血流を促す」
「AGAの改善」
「白髪を減らす」

などの目的別の成分が配合されたものを選びましょう。

髪を元気にするオススメ成分

- オタネニンジン根エキス
- セファランチン（タマサキツヅラフジ抽出物）
- オレンジ果汁
- ビワ葉エキス
- Dパントテニルアルコール（パントテン酸誘導体）

頭皮が固い 血流が悪い場合にオススメ

- センブリエキス
- ローズマリー
- ジオウエキス
- ビタミンE
- トウガラシチンキ
- サンザシエキス

AGAにオススメ

- グリチルリチン酸（甘草）
- ジユ抽出液（ワレモコウエキス）
- ミノキシジル

白髪にオススメ

- アシタバ葉／茎エキス

「かゆいところはないですか？」のゴシゴシ洗いはNG

育毛相談にこられる方の多くは、シャンプー時の洗い方を間違えています。

1度目、2度目のシャンプー、両方とも頭皮をゴシゴシこすって洗っているのです。

でも指で強くこすると、落とさなくてもいい皮脂まで取り除いてしまうだけでなく、頭皮に傷がつきやすくなります。皮脂がなくなり乾燥して傷ついた頭皮はかゆみを持ちます。そこで「汚れが落ちていない！」と勘違いをして、さらにゴシゴシこすって頭皮の状態を悪化させてしまうのです。

実は、シャンプーに含まれる界面活性剤は、しっかり泡立てて頭皮に密着していることで「泡が汚れを吸着してくれる」仕組みになっています。

そのため、シャンプーは髪の毛に直接つけずに、手に取って泡立ててからムラな

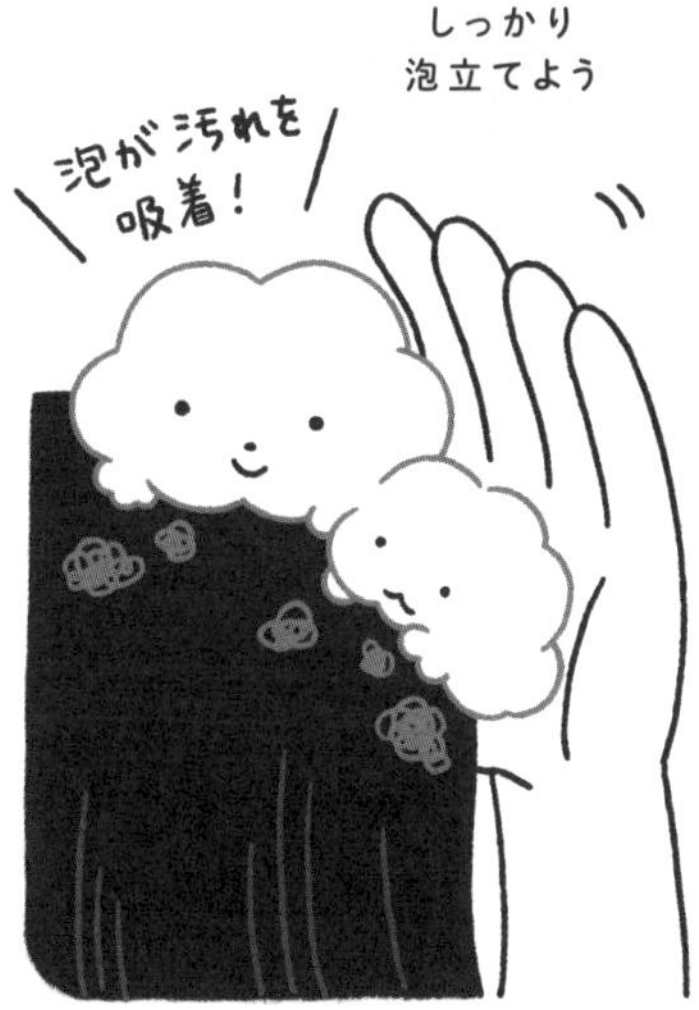

く頭に広げ、泡を押しつけるようにして頭皮を洗うのが重要なポイントなのです。

私は、美容院のシャンプーは「自分じゃできないほど丁寧に洗ってくれた！」と満足してもらうためのサービスの一環として、ゴシゴシと洗っていると考えます。

「かゆいところはないですか？」というほどこすりすぎるシャンプーを月に1度や2ヶ月に1度、サロンでしてもらうのは問題はありません。「髪が抜けてしまう……」と心配する必要もないでしょう。

ただし、自宅で毎日ゴシゴシ洗うのは、元気な髪の毛を育てるためには、決してベストなシャンプー法ではないことを知っておいてください。

効果的な頭皮マッサージ

2度目のシャンプーで頭皮のマッサージをするときの最大のポイントをお教えしましょう。

❶耳の上の側頭筋に両手の親指の付け根のふくらみをあてます。

❷両手のてっぺんに寄せるように4～5回押し上げて「側頭筋」をほぐします。

この時、両手の親指の付け根にあるふくらみよりも、手根（手のひら付け根のふくらみ）の方が力を入れやすい場合、力を入れやすい方を取り入れてみてください。

❸両手の指の腹で、前頭筋、後頭筋（と後頭下筋群）も上に向かって押し上げるようにマッサージします。

これらの筋肉をほぐしたあとに、天頂部にある帽状腱膜もてっぺんに向かって押し上げます。両手を重ねて掴む方が力を入れやすい人もいます。どちらでも大丈夫

筋肉をほぐして
血流改善！

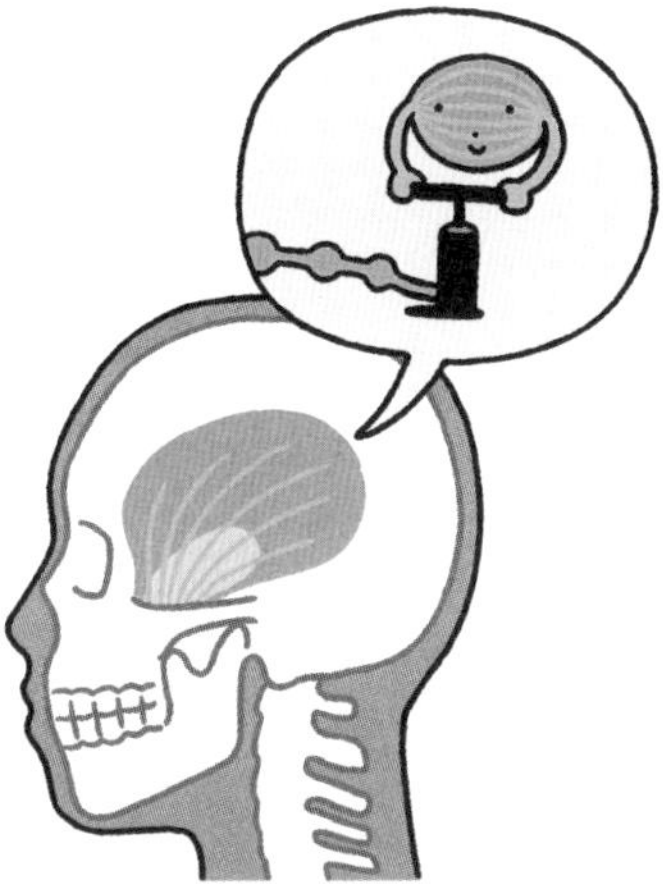

です。

頭部の筋肉や筋膜は、5kgはあると言われる重たい頭を支えている上、腕や足のように筋肉を動かすことができないため、自覚する以上に凝りやすく血行が滞りやすいです。特に重たい頭を支える首の付け根の後頭筋（と後頭下筋群）は、パソコン作業やスマホを見るなどの姿勢で、現代人は疲れやすくなっています。

後頭筋（と後頭下筋群）をほぐすようにマッサージする事で、頭皮が柔らかくなり血行が促されます。

さらには重力で引っ張られて縮んだ毛穴を持ち上げることで、余分な皮脂が出やすくなる恩恵もあります。

トリートメントは地肌につけない

シャンプーは頭皮のために、そしてコンディショナーやトリートメントは髪の毛のためにあります。育毛のための正しいシャンプーの方法を身につけるなら、このことを覚えておきましょう。

シャンプーで頭皮と髪の汚れを落としたあと、髪の毛の表面を油性の成分で覆い、コーティングして手触りをよくするのがコンディショナーやトリートメントの役目です。頭皮にまでつけてしまうと、油分が毛穴をふさぎ、トラブルの原因となります。コンディショナーやトリートメントは「髪の毛の状態を整えるもの」ですから、頭皮にはつけないようにしましょう。

コンディショナーやトリートメントは、シャンプー後、頭皮につかない位置から、傷みやすい毛先に向けて伸ばして流します。

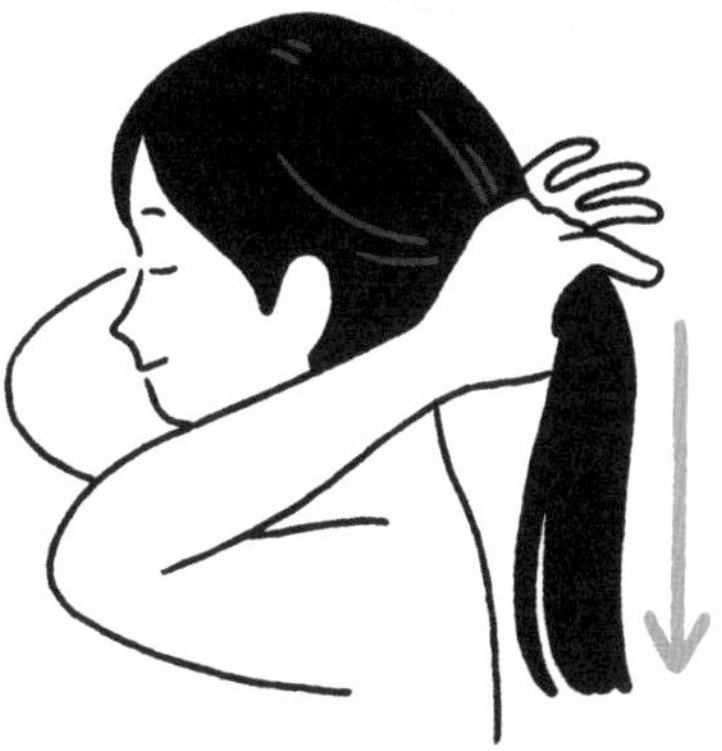

ただし、頭皮にいい成分が配合されていたり、頭皮につけるように記載のある製品も少なからず販売されていますので、成分や効能を確認して使うようにしましょう。

また、最近ではシャンプー後、タオルドライをしてからつける洗い流さないタイプのトリートメントも数多く販売されています。

洗い流さないトリートメントは、シャンプー後につけるものと同じ、ダメージを補修する効果に加え、ドライヤーの熱や紫外線などから保護する成分が入ったものもありますので、髪の毛の状態に合わせて使うといいでしょう。

「湯シャン」するなら粉シャンプー

皮脂を取りすぎないのが頭皮にいいのであれば、「いっそのこと、シャンプーを使わない湯シャンがいいのでは？」と考える人がいます。

しかし、私は「湯シャン」で育毛効果が出る人は、極めて限定されていると考えます。なぜならお湯だけで洗うシャンプー方法では、落としきれない汚れや酸化した皮脂がどんどん蓄積されていくからです。

これまでの間違ったシャンプーの選び方とシャンプー方法で頭皮が傷んでいる方は、一定期間「湯シャン」をしてダメージの回復を図るのもいいでしょう。

でも私は「湯シャン」を続けるのであれば、それよりも「プーラ式粉シャンプー」をオススメしています。

「粉シャンプー」とは、スーパーやネット通販で手に入るものをブレンドしてつくる、育毛効果の高いオリジナルのシャンプーです。
粉シャンプーに必要なのは「コーンスターチ」「ハトムギ粉」「重曹」の3つ。
そして、お湯、ドレッシングなどに使うプラスチックの容器です。

1回の粉シャンプーに使用する分量とつくり方は、次の通りです。
●コーンスターチ（小さじ3＝15ml）　＊化粧品用（食用も可）
●ハトムギ粉（小さじ1＝5ml）　＊焙煎していないもの
●重曹（ひとつまみ〜。ベタつきが気になる場合は多め）＊食用
●お湯（30ml）
↓すべての材料を容器に入れて、よく混ざるようにシェイクします（少し粘り気があるくらいが完成の目安）

なお、各分量は男性・ショートヘアの場合です。ミディアム、ロングヘアの方はそれぞれ2、3倍にしてください。

粉シャンプーの使い方は122Pからをお読みください。

このシャンプーの最大の特徴は、頭皮を保湿し適度に皮脂を残しながらも、ガンコな酸化した汚れは落とせること。また、天然由来の成分のみを使用していますから、適度な洗浄力と栄養で頭皮環境を整えてくれます。

「どんなシャンプーを使ってもかゆい」という、界面活性剤にアレルギーがある人にもオススメします。

粉シャンプーは、通常のシャンプーの代わりとして、また市販のシャンプーを使いながら週に数回の「スペシャルパック」として併用することができます。

粉シャンプーのつくり方

用意するもの（1回分）

コーンスターチ

・小さじ3＝15ml
※化粧品用（食用も可）

ハトムギ粉

・小さじ1＝5ml
※焙煎していないもの

重曹

・ひとつまみ～。ベタつきが気になる場合は多め
※食用

お湯

・30ml

ドレッシングなどに使う「プラスチックの容器」

↓

1. コーンスターチ、ハトムギ粉、重曹を容器に入れる
2. お湯を注いで、少し粘り気があるくらいまで、よく混ざるようにシェイク！

粉シャンプーの使い方

1

37～39℃のお湯で、髪と頭皮を90秒間洗い流します（お湯で落とせる汚れと雑菌をしっかりと取り除く）。

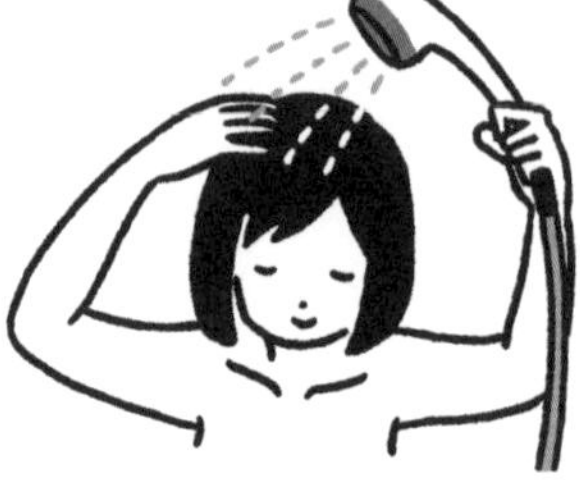

*スタイリング剤を使用している場合は、粉シャンプーの前に、液体のシャンプーで洗い流してください。

2

粉シャンプーを頭頂部から放射線状に広げます。

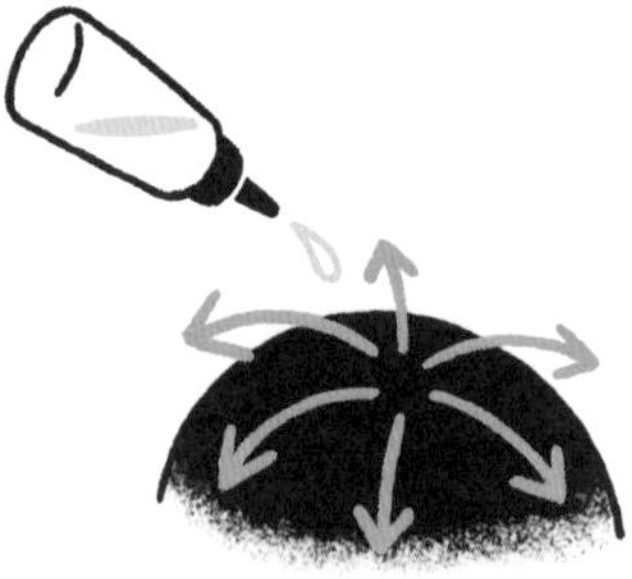

3

頭皮全体になじませて、114Pの頭皮マッサージを行います。

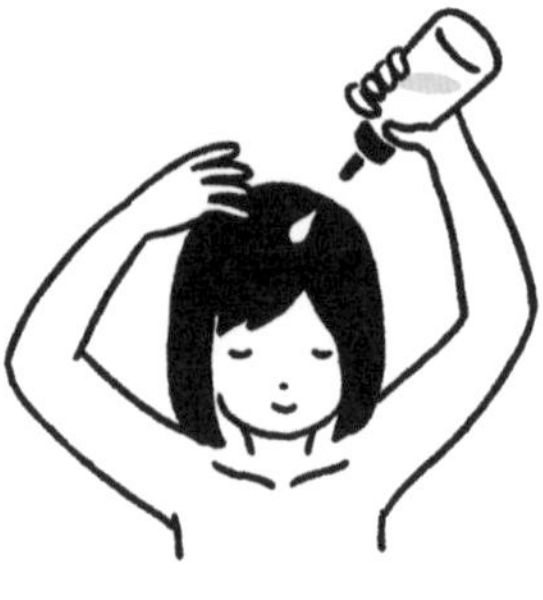

4

少しずつシャンプーを洗い流して、洗面器にためていきます。

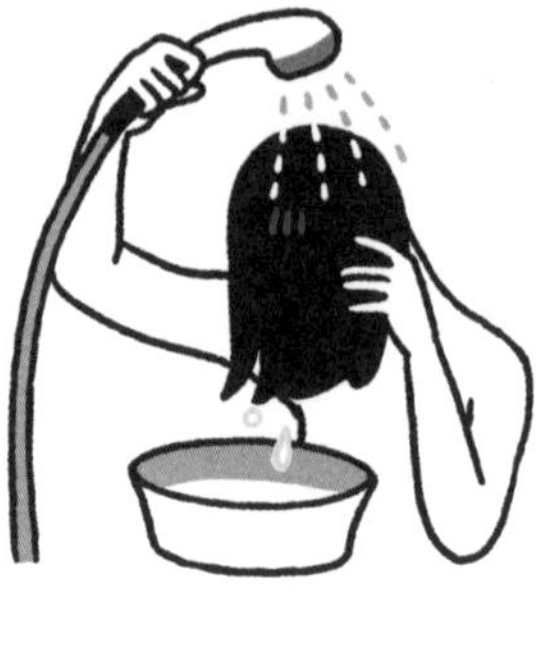

5

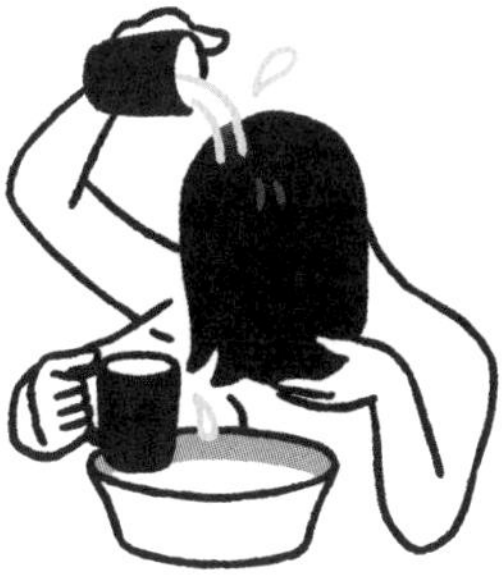

洗面器にたまったお湯をコップですくい、4、5回頭皮と髪を流します（粉シャンプーの栄養を頭皮と髪に行き渡らせる）。

6

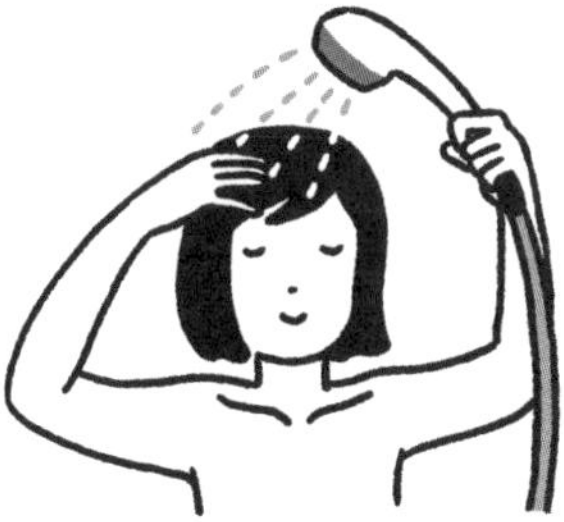

シャワーで90秒、粉シャンプーを洗い流します（コンディショナーは不要。パサつきが気になるときは毛先にだけ使用）。

「コーンスターチ」の粒子が毛穴に詰まった皮脂汚れを取り除き、「ハトムギ粉」が頭皮を保湿、余分な皮脂分泌を抑えます。さらに「重曹」の持つ皮脂分解効果で、毛穴にこびりついた汚れを少しずつ落としてくれます。

＊オイルパックをしたあとは、粉シャンプーでは油分を落としきれませんので、液体のシャンプーを使ってください。
＊ハードなスタイリング剤を使用したときは、1度目を液体のシャンプーで洗い、2度目を粉シャンプーにしましょう。
＊汗をたくさんかいた日など、ご自身の状態によって、1度目に液体のシャンプーを使うなどアレンジしてください。

タイプ別マッサージ法

*マッサージはすべて、1回1分。1日3回やるといいでしょう。「気持ちいい」と感じる範囲で繰り返せば、頭皮はより元気になっていくでしょう。

ストレスによる緊張が多い人

側頭筋をほぐす「もみあげマッサージ」

やるべきことや仕事のストレスを日常的に感じている人は、知らず知らずのうちに奥歯を噛み締めています。するると、咬筋、そしてつながっている側頭筋がこり固まり、頭皮への血流を妨げ側頭筋がこわばります。

ストレスが多い人は、シャンプータイムのマッサージにプラスし、メガネをかけたときのツルと、もみあげが交差する部分を親指の腹でおさえ、回すようにほぐします。このもみあげをほぐす事で、「側頭動静脈」の流れを促すことができるので、隙間時間に取り入れてみてください。

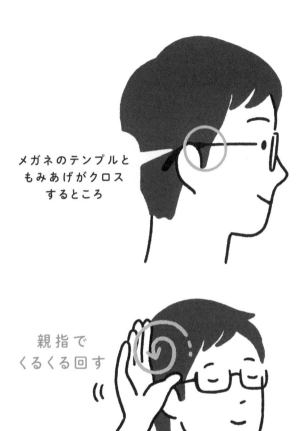

メガネのテンプルと
もみあげがクロス
するところ

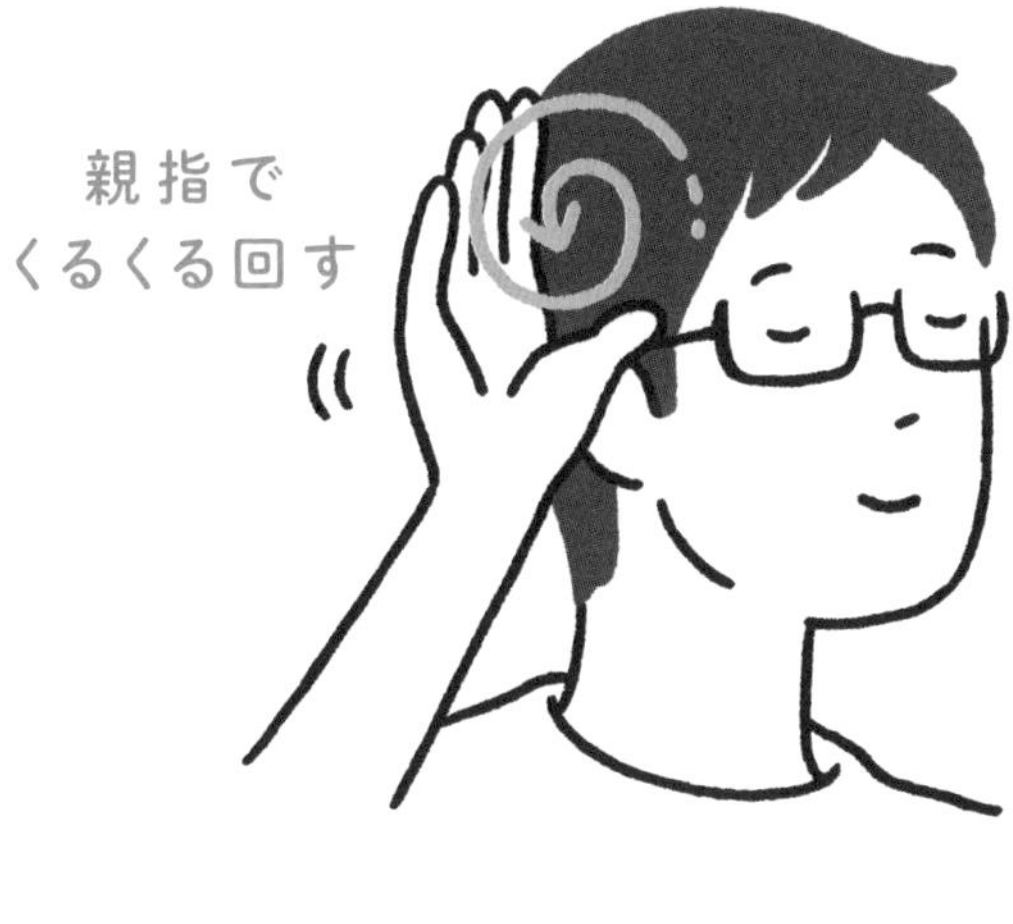
親指で
くるくる回す

視神経をゆるめる「眼精疲労マッサージ」

現代人の「頭皮が固くなる（血流が滞る）」もう一つの大きな原因が眼精疲労です。

スマホやパソコンの画面を見つめる時間が長い私たちは、目のまわりの眼輪筋がこわばりがち。眼輪筋は、側頭筋、前頭筋とも筋膜でつながっているため、目の疲労をそのままにしておくと頭皮が引っ張られて固くなります。

眼輪筋のこわばりに引っ張られると、真っ先におでこの生え際の血流が悪くなります。つまり「M字」の薄毛になりやすいのです（ここでのM字とは、AGAが原因ではないものを指します）。

こめかみまわりの筋肉を頭の方向に向かってやさしくほぐすことで、眼輪筋のこわばりを取るだけでなく、疲労が蓄積した視神経にも働きかけます。また、こめかみには、目の疲れをやわらげ、眼輪筋をゆるめるツボも多いので、気持ちよい範囲でぜひ取り入れてみてください。

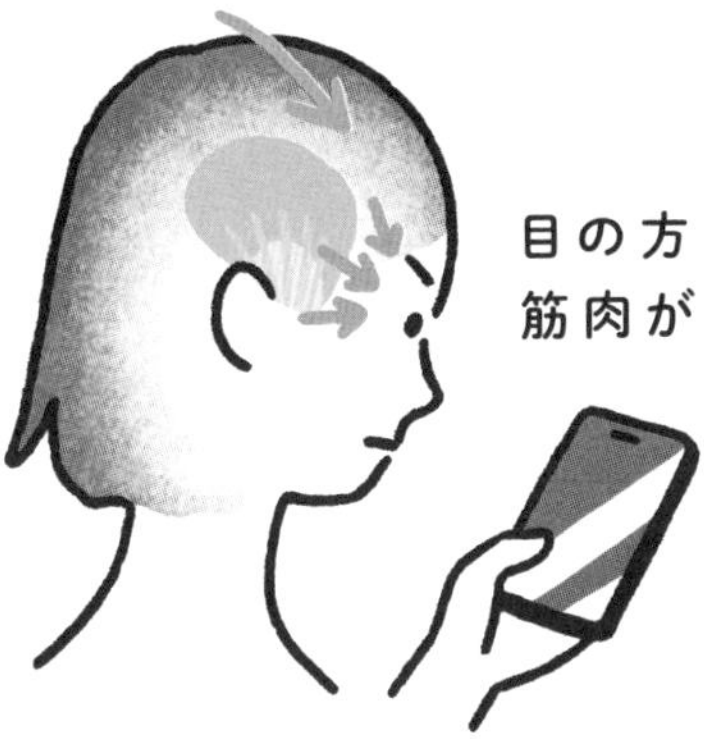
目の方向に
筋肉が引っ張られる

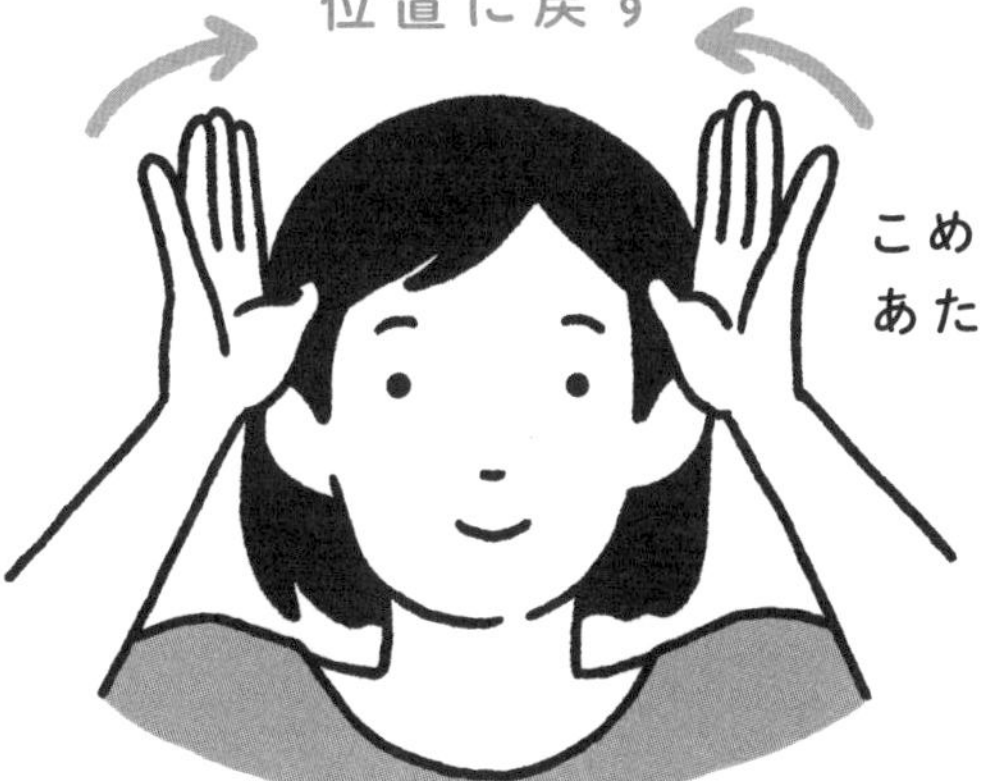
本来の
位置に戻す
こめかみの
あたり

頭皮が固い人

手の力がいらない「あいうえおマッサージ」

顔と頭皮の筋肉のこわばりを一気にほぐし、頭皮全体に血液を送り込んで頭皮をやわらかく保つ効果が高いのが「あいうえおマッサージ」です。「あいうえおマッサージ」は、椅子に座り、テーブルなどを利用するとやりやすいでしょう。

シャンプータイムのマッサージと同じように、耳の上にある「側頭筋」に、両手の親指を押し当てます。

そのままテーブルに肘をつき、手の位置はそのまま、頭をぐっと押し下げるようにします。すると、手や腕の力をさほどこめなくても、適度な圧力で側頭筋を押し上げることができます。

側頭筋を押し上げたまま、口を大きく動かして「あ、い、う、え、お」と言ってください。

多くの表情筋は、口のまわりにある口輪筋から放射状に伸びていますから、口を開けて大きく動かすことで顔全体の筋肉を刺激し、つながっている前頭筋や側頭筋などへの血流を促して頭皮をやわらかく維持することができます。

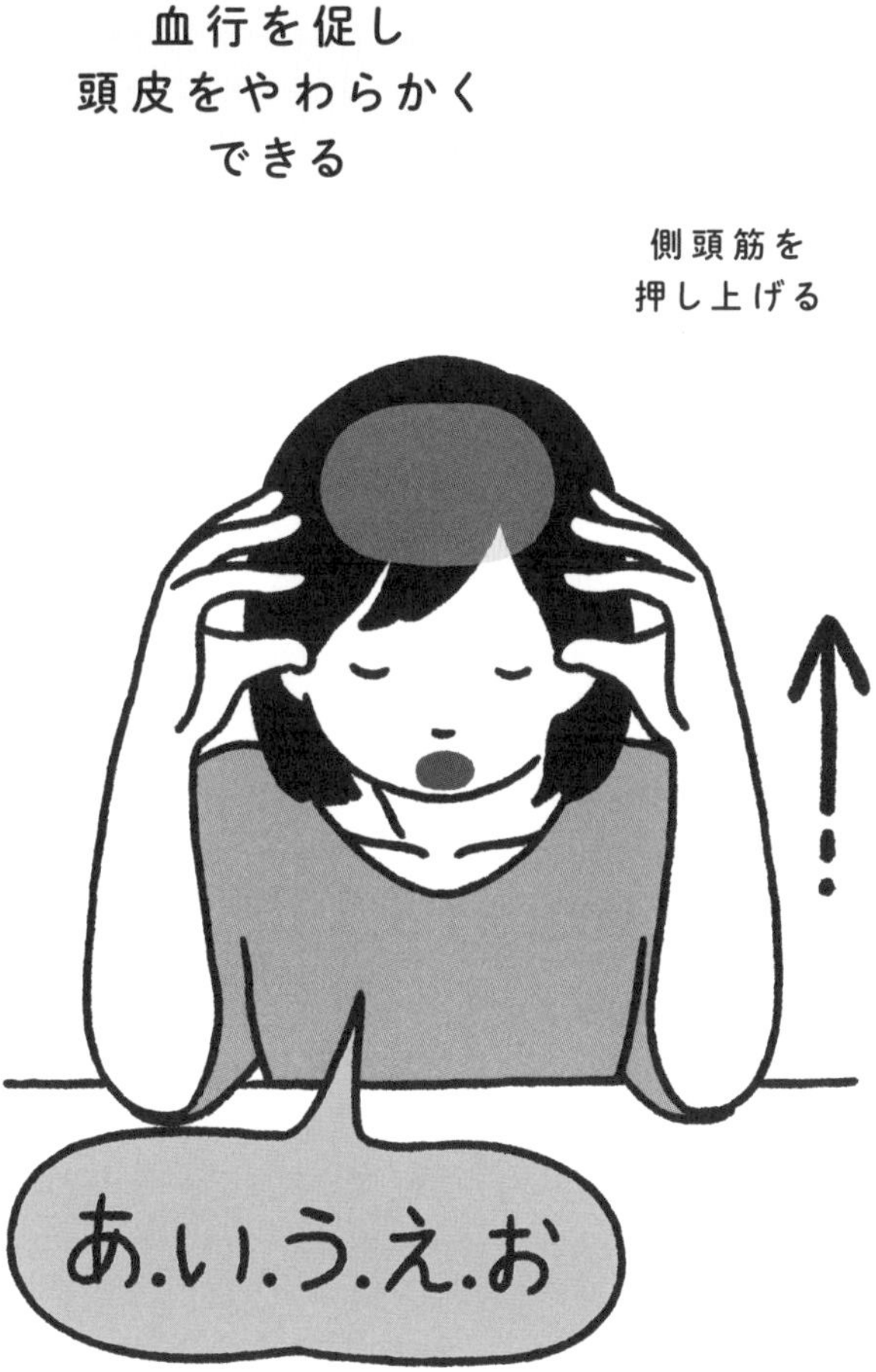
血行を促し
頭皮をやわらかく
できる
側頭筋を
押し上げる
あ.い.う.え.お

頭皮への血流を促す「30秒首回し」

血液を力強く押し出す心臓と、頭部を唯一つないでいるのが、首を通る血管です。

そのため、首がこって血管を圧迫すると、頭皮への血流が滞ります。

数多くの育毛の相談に乗ってきた経験から申し上げると、脱毛症や耳まわりから薄くなる人の多くは、首がバキバキにこっていることが多いのです。

また、首こりが強い人は、風邪症状のない微熱が頻繁に出ることがあります。私自身も微熱を出した経験があり、これまで脱毛症で悩まれる人のなかにもいらっしゃいました。

首のこりを効果的にほぐすには、頭の重みを利用してじっくり首の筋肉を伸ばすことです。30秒かけて、首をゆっくり1周回しましょう。

右回しを行ったら次は左と、左右両方行ってください。

また、首がこりがちな人は、186Pでご紹介する枕の選び方も参考にして、自分に合った枕に変えてみるのも効果的です。さらに、湯船に入ったときは、首元までお湯に浸かって血行を促すといいでしょう。

首の重さだけで1周
ゆっくり30秒回す

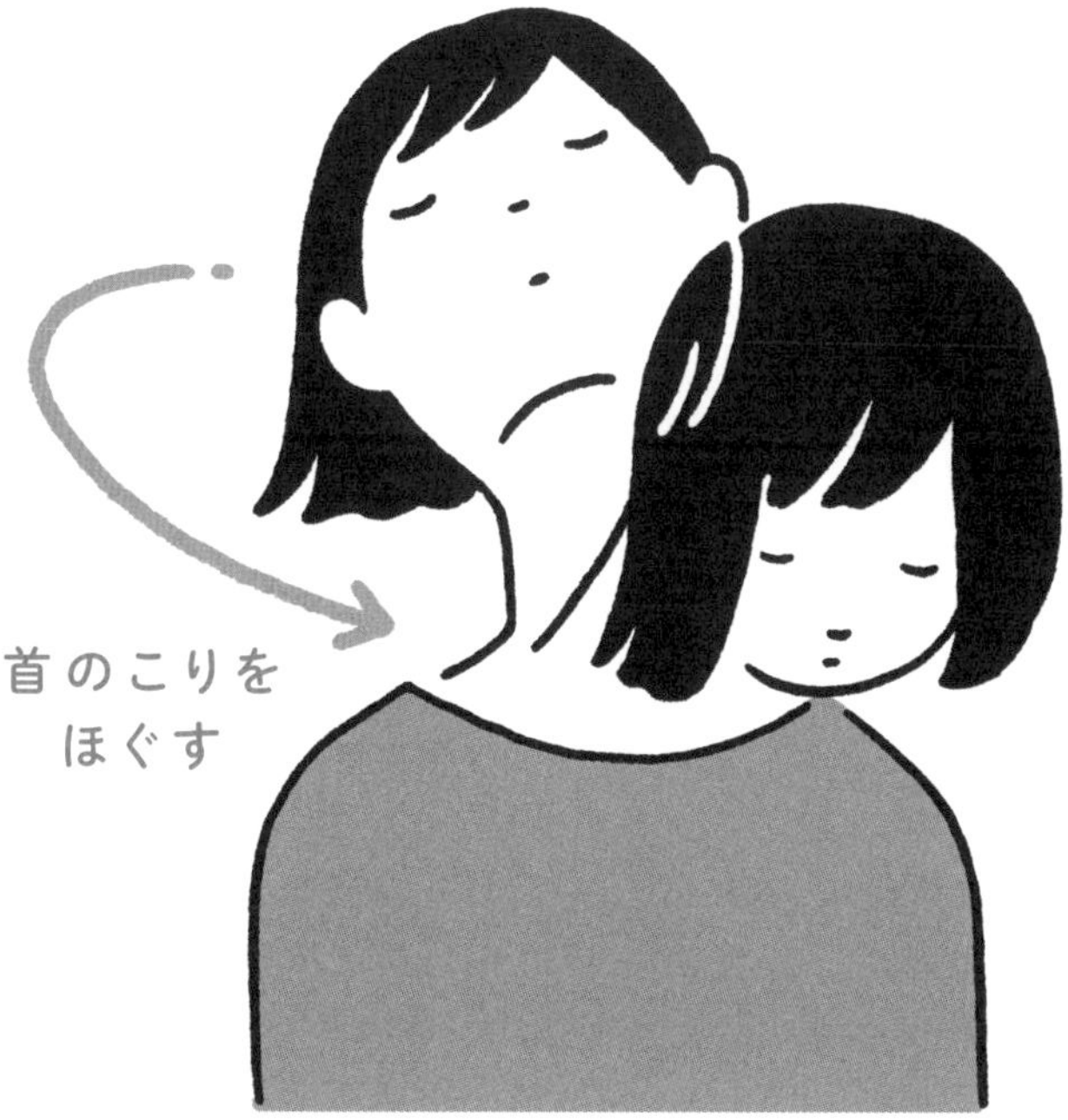

すべての
タイプ

こり固まった首をほぐす「首リラックス」

現代人は、パソコンやスマホなどを見るために、一日中、首が前かがみになっていることが多いもの。

首の後ろがガチガチにこわばってしまうと、血流にのって届けられる、髪の毛の成長に必要な栄養の供給が滞ります。

毎日必ず、パソコン、スマホ、ゲームなどを触る人、すべてに行ってほしいのが「首リラックス」です。

❶ 頭の後ろで両手を組みます。

頭をゆっくり後ろに倒し、頭の重さを手で支えて30秒、首の筋肉をゆるめましょう。

❷ 椅子に座って机に肘をつき、両手を合わせます。

親指にあごをのせてもたれかかり、首の力を抜きます。

30秒、そのままで首の前側をリラックスさせましょう。

① 頭の後ろで両手を組む

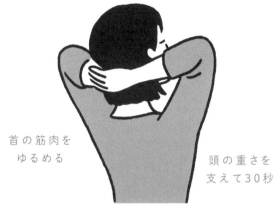

② 机に肘をつき両手を合わせる

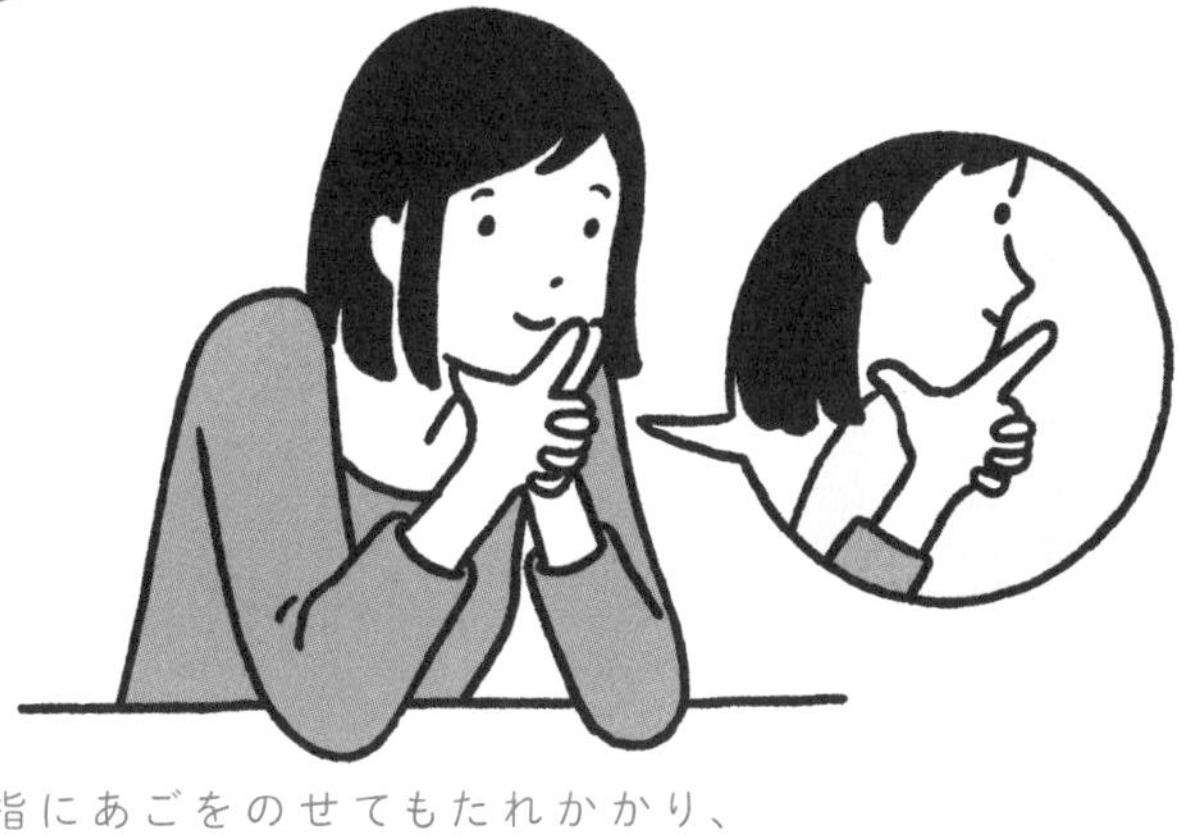

親指にあごをのせてもたれかかり、
力を抜いて30秒

ブラシで「頭皮をトントン」は育毛に効果的？

ずいぶん前に、育毛剤の効果的な使い方として「ブラシで頭皮をトントン叩く」マッサージ方法が提案されていたことがあります。そのため、特に男性で「頭皮の気になる部分をブラシで叩いている」という人が少なくありません。

また女性は、美容雑誌などでブラシでツボ押しをしたりブラッシングしたりすることを推奨されているせいか、こまめにブラッシングする人が多いようです。

頭皮に刺激を与えて血行を促すのは、悪いことではありません。

ただ、ブラシの選び方や力加減などによって、頭皮を傷つける可能性があり逆効果になることもあります。また、頭頂ばかりトントン叩いても、側頭筋や後頭筋がこわばっていたら、重力も加わり、引っ張られて頭皮はつっぱってしまいます。

マッサージは、できるだけ自分の手で、正しいやり方で行うのが効果的です。

また、もしブラッシングをするなら、先が尖ったものやブラシの毛が固いものなどは避けましょう。

クッションタイプのブラシでクシの先端が丸いブラシが、弾力性が高くてマッサージにはオススメです。

以前は、豚毛などの獣毛がいいとされていたこともありましたが、衛生面を考えると、適度に曲がるしなやかさのあるナイロンなどの素材がいいでしょう。

シャンプーの回数が少ない時代は、ブラッシングをすることで、皮脂を髪に移す役割がありました。

でも、現代のように毎日シャンプーをし、オイルパックで過酸化脂質を取り除くケアを行う人にとっては、もつれをほぐす以外にブラッシングの役割はあまりないと言えます。

ただ、近年では、シャンプーのときに使うブラシで質が高いものが出ています。

特に、オイルパックをしたあとのシャンプーで使うと、毛穴の汚れを取る効果が非常に高いので、頭皮のにおいが気になる人は試してみる価値はあるでしょう。

第3章

髪を元気にする食事

髪の毛の材料は食べものから取り入れる

髪の毛の材料となるのは、食べものから取り入れる栄養です。

私は、外側からどれほど工夫し手を尽くしても、なかなか育毛の結果が出なかった相談者さんの経験から、このことを実感しています。

むしろ、これまでの食生活があまりにも「髪によくない」ものだった場合、食べものと食べ方を変えただけで、驚くほど髪の状態が改善した方も一人や二人ではありません。

食事から取り入れた栄養素は、細胞レベルで全身を活性化し、しっかりした髪の毛を育ててくれるのです！

しかし、だからといってここでご紹介する「髪を元気にする食事」、すべてを取り入れる必要はありません。

まずは、次のページで髪の毛によくない「これだけはダメ食習慣　トップ3」をご紹介します。

思い当たることがあったら、できるだけ避けたり減らしたりしてください。

その上で「髪を元気にする食事」のなかから、少しずつ取り入れていきましょう。

できれば、ご自身で「できていない」と思うことから取り入れてみてください。

そうすることで、足りない部分を補い、より元気な髪の毛を育てる体内環境を整えることができます。

髪の毛によくない「これだけはダメ食習慣 トップ3」

①極端なダイエット

たとえば、炭水化物を一切口にしないなどの極端なダイエットは、「髪をつくる」という観点からはオススメしません。

1日3食食べるのは、ただ単に必要な栄養やエネルギーを補うだけではありません。体温を上げる、血糖値の上昇を緩やかにする、そして規則正しく食べることで自律神経のバランスを整える効果もあります。これらは、どれも育毛にはとても大切なことです。最近、16時間断食健康法などが流行っていますが、そのような方法を取り入れる場合も、液体では栄養を摂取することが髪には大切です。

②加工された食品ばかり食べる（外食やコンビニ弁当）

私たちのカラダには、そもそも「食べもの」として存在していなかった保存料や添加物でさえ排泄する、素晴らしい機能が備わっています。

しかし、インスタント食品やレトルト、加工食品に多く含まれる「異物」はカラダに大きな負担をかけるだけでなく、排泄のために髪の成長に必要な栄養素を浪費します。忙しいときに、手軽に口にできるものに手が伸びるのは仕方ありません。でも、育毛を考えたら、できるだけ回数を減らしたほうがいいのです。

③カロリーばかりを気にする

特に女性に多いのが、カロリーを気にして肉や魚を避けたり菓子パンしか食べなかったりすることです。

体重は減るかもしれませんが、栄養不足で髪の毛までもやせ細ってしまいます。また、カロリーを気にするあまり、「カロリーゼロ」「ダイエット●●」などとうたわれるドリンクやスナックを手にする人が少なくありません。

しかし「カロリーゼロ」の食べものに使用される人工甘味料は、カラダにとって異物であり、元気な髪を育てるために重要な「腎臓」や「肝臓」に大きな負担をかけます。また、食品添加物は体温を下げてしまう傾向もあります。

カロリーに惑わされず、髪の毛のための栄養に注目しましょう。

パスタやラーメンより「定食」の回数を増やす

「育毛」を考えるのであれば、パスタやラーメンの回数を減らし、定食を選ぶ回数を増やしましょう。パスタやラーメンは、手軽に食べられる代表的なメニューですが、栄養のバランスが偏りがちです。

まず、圧倒的に髪の毛の材料であるタンパク質が足りていませんし、麺がメインだとビタミンやミネラルも不足しがち。和食の定食であれば、ご飯、肉や魚のおかず、煮物やサラダなどの野菜、そして汁物と揃い、5大栄養素である「炭水化物」「脂質」「タンパク質」「ミネラル」「ビタミン」を一度に摂取しやすいのです。食べものは、たとえば「髪の毛にはタンパク質！」とタンパク質だけをがんばって食べても、そのほかの炭水化物や脂質、ビタミン、ミネラルなどあらゆる栄養をまんべんなく摂らないと、一つ一つの栄養素が持つ力を存分に発揮できません。つまり、髪の毛の材料だけあっても、髪の毛を組み立てる（つくる）道具や備品がなければ、せっかくの材料がムダになってしまうのです。

男性は、牛丼やカツ丼、ラーメンなど同じメニューを繰り返し食べがちですが、意識してサイドメニューを取り入れたり、おかずと組み合わせになっているものを選んだりしましょう。

また、女性は「野菜を食べていれば健康的！」と考えがちですが、髪の毛のためには肉や魚も食べるようにしましょう。

「バランスよく食べる」というのは、使い古された言葉に聞こえますが、健康のためにも髪の毛を育てるためにもとっても大切なことなのです。

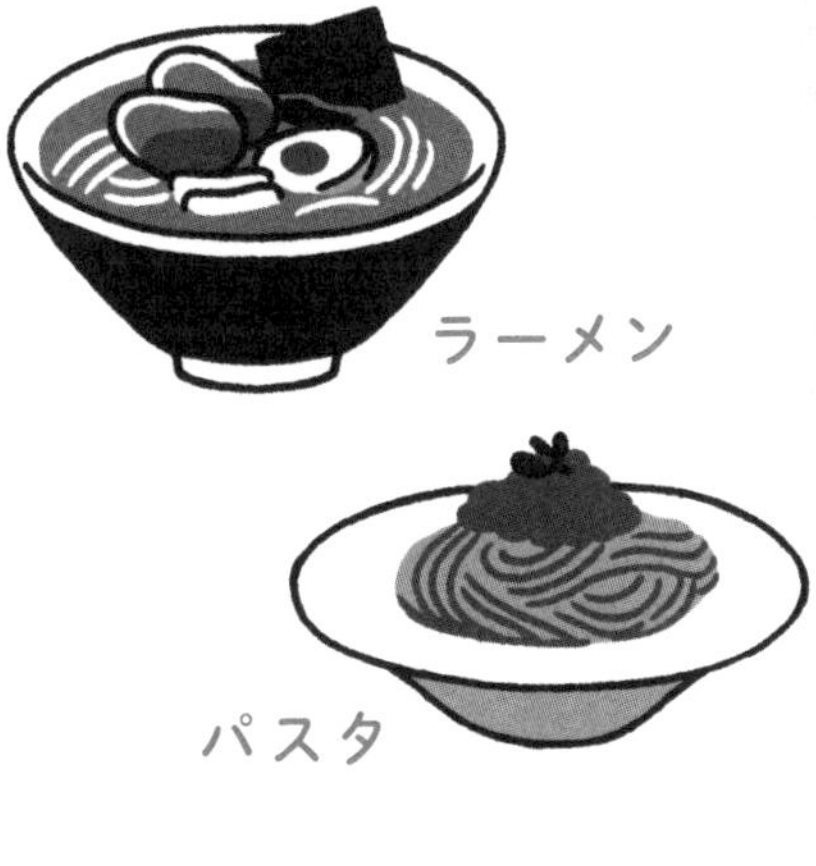

**のどが渇く
食べものは
塩分過多！
食べすぎには
要注意！**

タンパク質が足りないと髪はつくられない

髪の毛の成分の大半は「ケラチン」と呼ばれるタンパク質の一種です。

「髪の毛を育てたい！」と願うなら、タンパク質を材料として食事から取り入れなければなりません。タンパク質は、血液の材料でもありますから、十分なタンパク質がないと血液の質が低化し、髪の毛の成長に悪影響を及ぼします。

タンパク質の必要量は、一般的に1日に「体重×0.8g」と言われています。しかし、日本人、特に女性は不足しがちなので、**育毛を考えるなら「体重×1.0g」**を目安にするといいでしょう。体重が50kgの女性であれば、「50×1.0g＝50g」となります。

ただ、ここで気をつけていただきたいのが**「食品のグラム数＝タンパク質の量」**ではないということです。つまり、鶏肉や豆腐を50g食べたからといって、タンパク質が50ｇ摂取できるわけではないのです。目安として食品100ｇに含まれるタンパク質の量は「牛もも肉で21.2ｇ、卵で12.3ｇ、納豆で16.5ｇ、プロセスチーズで22.7ｇ」などです。

1日に50ｇのタンパク質を摂取するとして、3食食べると考えると1食当たり最低でも16.7ｇ必要です。つまり、毎食、何らかのタンパク質を含むものを食べないと、とても目標値に達しないのです。

体温が低い人は消化に必要なエネルギーが足りず、ムリに肉を食べるとお腹がゆるくなることがありますので、その場合は豆類や魚、チーズ、ヨーグルトなどからタンパク質を摂るようにしましょう。

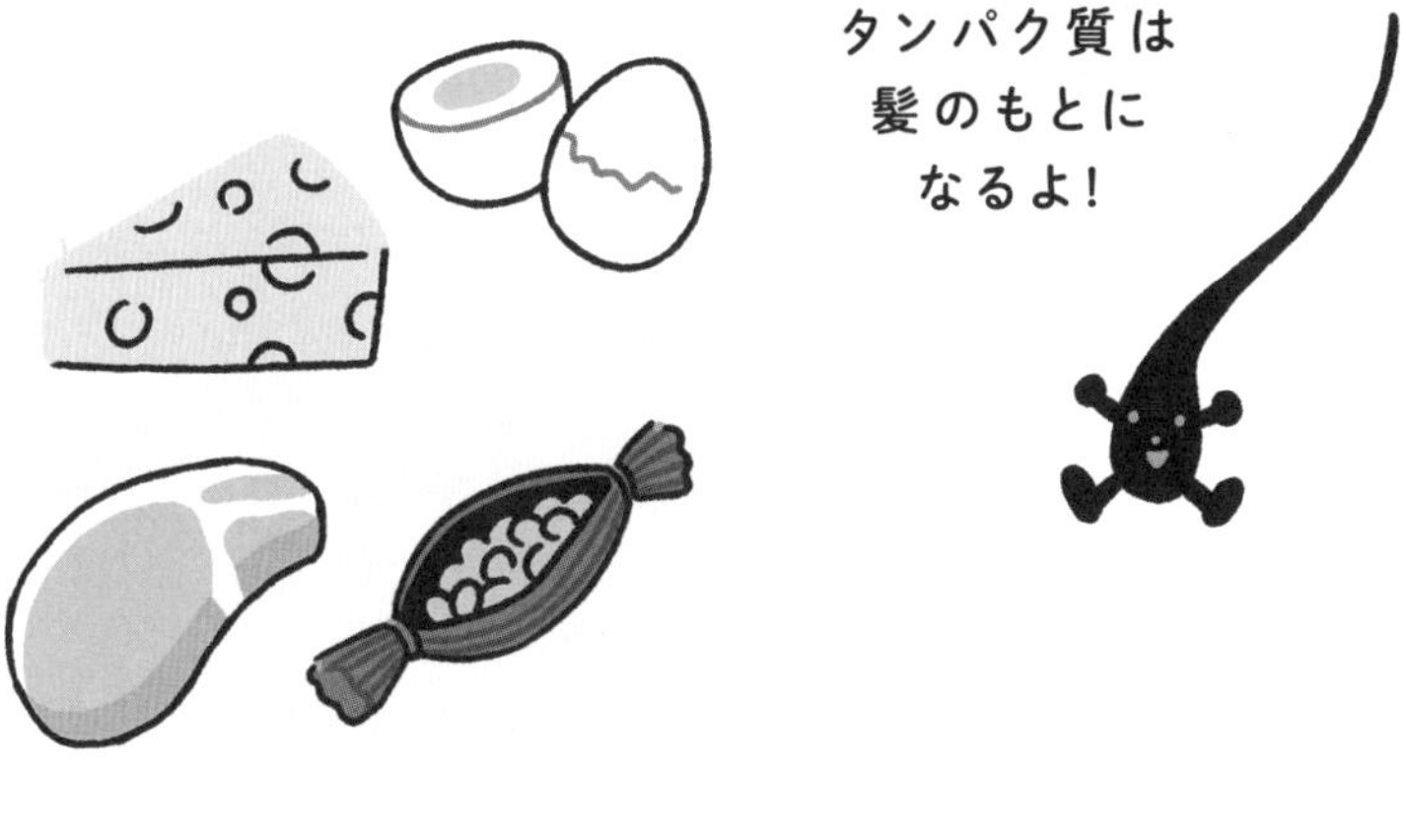

「丸ごと食べられる小魚や青魚の脂」が髪にいい

脂質は、エネルギー源となるほか、育毛に欠かせないホルモンや細胞膜の原料となったり、脂溶性ビタミンの吸収を促したりなどの大切な役割を持つ栄養素です。では、元気な髪の毛を育てるために、どんな脂肪を積極的に摂取したらいいかというと、私は、アジ、イワシ、サバ、ニシン、サンマなどの青魚をオススメしています。

青魚に含まれるEPA（エイコサペンタエン酸）やDHA（ドコサヘキサエン酸）は、血液の流れをスムーズにし体内の炎症を抑える効果があるため、頭皮への栄養の供給をスムーズにし老化を防ぎます。

逆に、避けたほうがいい脂肪として、真っ先にあげられるのがトランス脂肪酸です。

常温で液体の油脂を固体に加工するときに生まれるトランス脂肪酸は、体内に蓄積されると育毛の大敵である活性酸素を発生させます。また、トランス脂肪酸を含んだ細胞膜では、頭皮の柔軟性が失われ血行が悪化してしまいます。

トランス脂肪酸は、マーガリン、ショートニング、ファットスプレッド、食用植物油、加工油脂などと表示されているものに含まれます。サクサクとした食感のクッキーやポップコーンなどのスナック菓子、フライドポテト、チキンナゲットなどのフライものにも使われていますので、控え目にしましょう。

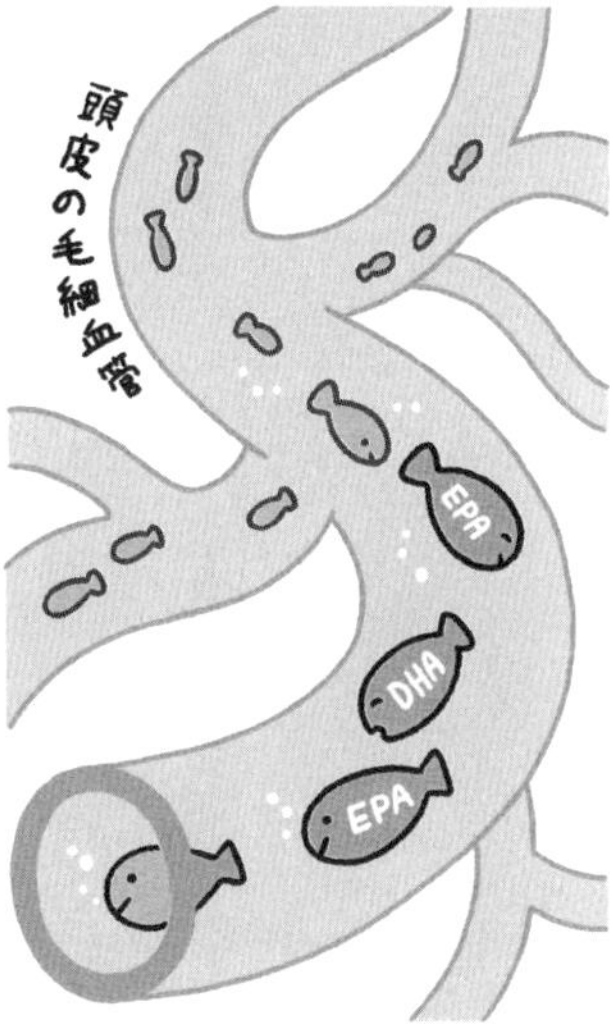

髪の成長をサポートするビタミンにも気を配る

育毛のために必要な栄養素といえば、まずは「タンパク質」「炭水化物」「脂質」、そしてこの3つの栄養を髪に役立つよう変換するときなどに必要なのが「ミネラル」「ビタミン」です。特に、私がここまでお話ししてきたように、髪の毛にトラブルを抱える人は、タンパク質、そしてミネラルが圧倒的に不足しています。

タンパク質とミネラルを十分に摂取し、育毛に必要な栄養の基礎を固めた上で、「炭水化物」「脂質」「ビタミン」の摂り方に気を配りましょう。

ここでは髪の毛のトラブル別に、摂取すべきビタミンについてお伝えします。

- 頭皮のにおいやベタつきが気になる　→ビタミンB2、ビタミンB6
- 頭皮の乾燥やフケ　→ビタミンA

・冷え性、血流が悪い　↓ビタミンE
・ストレスが多いとき、疲れたとき
↓ビタミンC

ビタミン類もできるだけ食品から取り入れるのが理想です。

ビタミンA（ウナギ、海苔、かぼちゃ、にんじん）、ビタミンB2（イワシ、サンマ、納豆、アーモンド）、ビタミンB6（マグロ、にんにく、米ぬか）、ビタミンC（ブロッコリー、ピーマン、芽キャベツ）、ビタミンE（アーモンド、玄米、抹茶）などを意識して摂取してください。

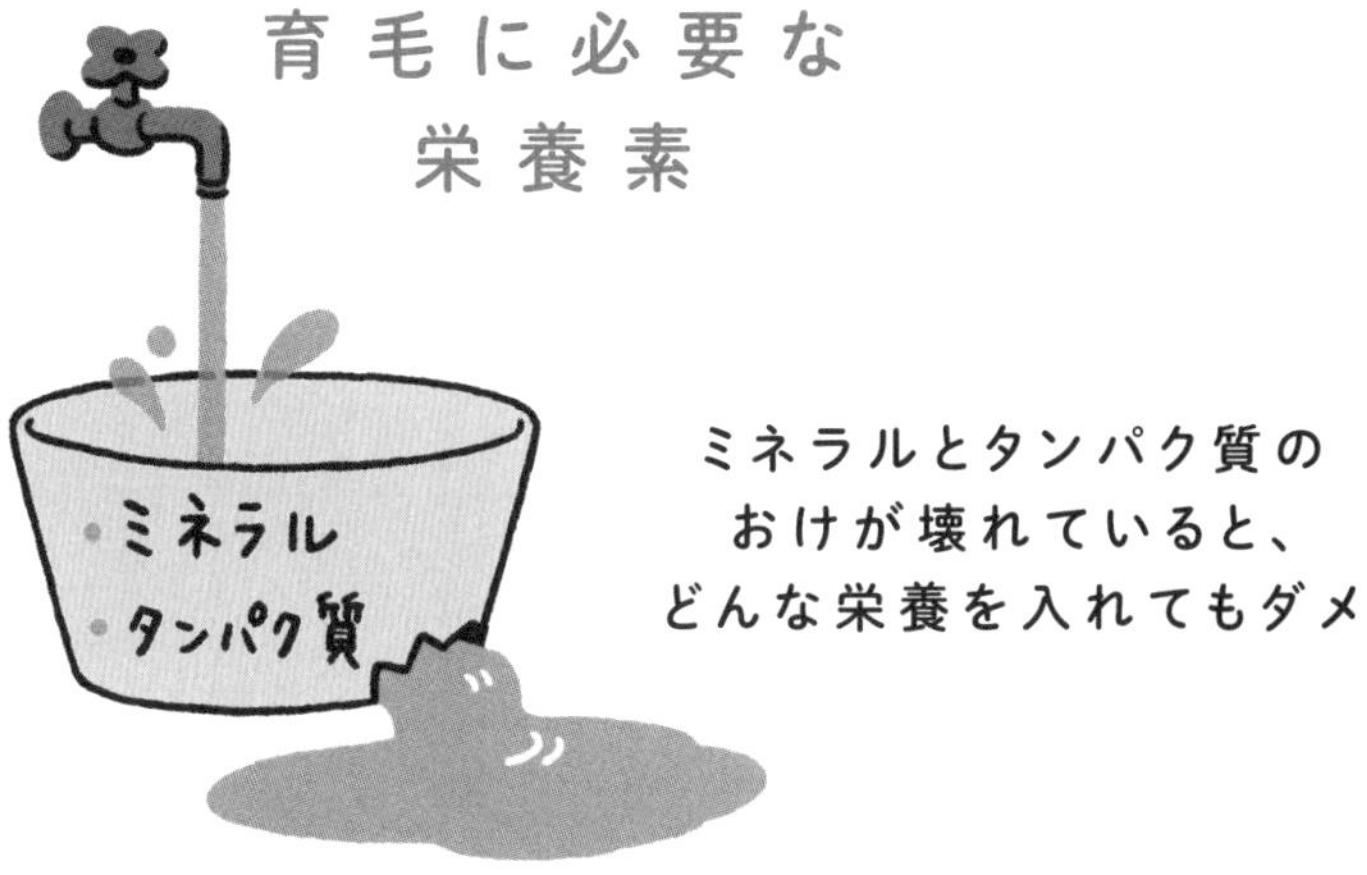
育毛に必要な
栄養素
・ミネラル
・タンパク質
ミネラルとタンパク質の
おけが壊れていると、
どんな栄養を入れてもダメ

食べる順番は「野菜から」

「しっかりした髪の毛が生えて育ちやすい」カラダづくりのために、すごくカンタンにできることがあります。それは、食事のときに「最初に」野菜を食べること。

多くの人は、おかずとご飯が並んでいると、まず肉や魚のおかず、もしくはご飯を口にします。そうではなく、漬け物や煮物、野菜サラダなどを一番に食べるのです。食物繊維を豊富に含む野菜を先に食べることで、そのあとに食べる糖質や脂質の吸収を抑え、血糖値の急激な上昇を防ぎます。

食後の血糖値が急激に上がると、体内でタンパク質と結びついて「糖化」反応を起こしやすくなります。「糖化」はカラダのあちこちで、細胞の働きを鈍らせ老化を促進します。

頭皮で「糖化」が起こると、髪の毛を生やす細胞のパワーが衰えヘアサイクルが乱れてしまうのです。

トンカツを食べるなら、めいっぱいキャベツを食べてから。居酒屋で、席に着くなり「ビールと唐揚げ！」を注文するのではなく、サラダや野菜炒めを先に食べましょう。実は、私は「野菜から食べよう！」と決めたばかりのころは「肉が早く食べたい！」という気持ちが強く、野菜を飲み込むように焦って食べていました。でも、それでは、先に野菜を食べることで得られる「育毛効果」も半減し消化器官の負担にもなります。ゆっくりと野菜料理をよく噛んで味わい、そのあとにメインのおかずを食べてください。

ライオンも
草食動物の
胃袋から
食べると
言われています

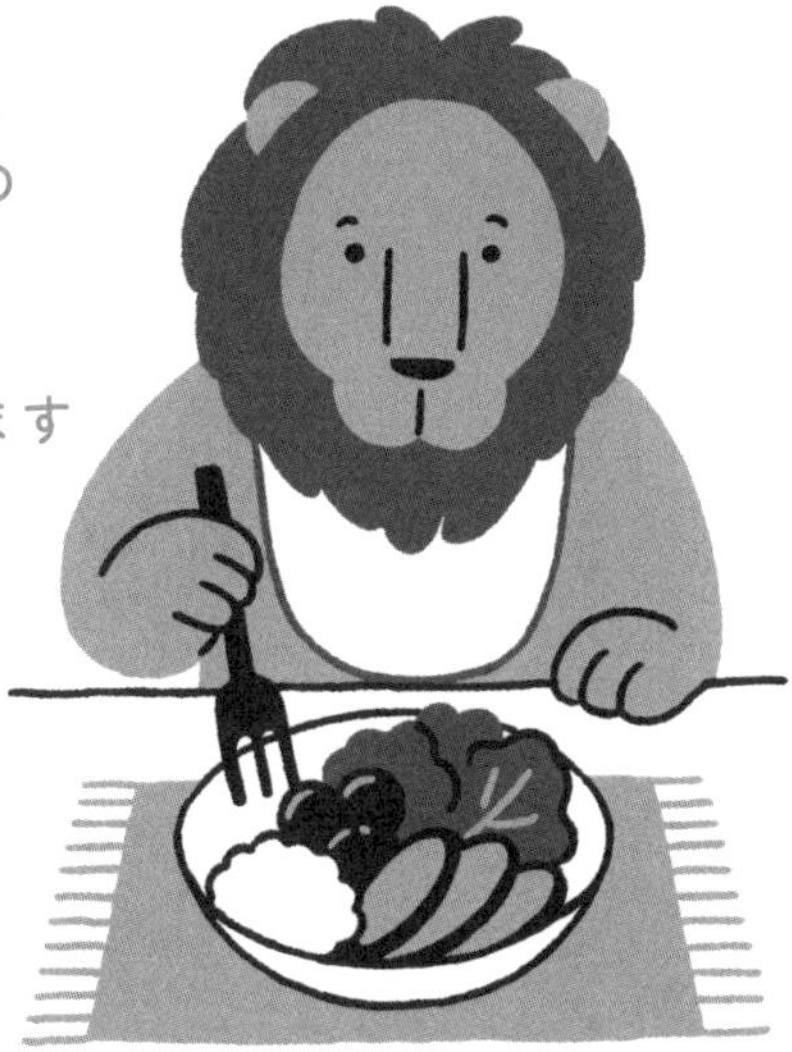

調味料の「さしすせそ」はすべて天然にする

私は、育毛を考える人には、調味料の「さしすせそ」、つまり「さ（砂糖）」「し（塩）」「す（お酢）」「せ（しょうゆ）」「そ（味噌）」の5種類を天然のものに変えることを強くオススメしています。

その大きな理由の一つが、天然の調味料には、合成のものにはない、ビタミン、ミネラル、アミノ酸、酵母などの、育毛に欠かせないたくさんの栄養素が含まれるからです。

たとえば、精製された白砂糖は、カリウム、カルシウム、亜鉛などのミネラル、そしてビタミンB1、B2などの栄養素がかなり取り除かれています。さらに、精製された白砂糖は、タンパク質を髪の毛に合成する働きを妨げます。甘みをつけるには、黒砂糖、てん菜糖、キビ砂糖などや、はちみつ、メープルシロップなどを使うといいでしょう。

塩も同様に、精製された食卓塩はミネラルがほとんど失われています。海水を原料とした天然のもので、しっかりと天日（太陽を浴びたもの）と風で結晶化させた塩を選ぶようにしましょう。お酢も合成酢ではなく醸造酢を、しょうゆは原材料に大豆と塩以外の着色料や添加物を使っていないものを選びましょう。また味噌も大豆（および麦、米、酒粕）と塩だけを使った天然醸造のものがいいでしょう。

もう一つ、天然の調味料に変えることのメリットとして、調味料からは圧倒的に高いコストパフォーマンスで、育毛に必要な栄養を摂取できることがあげられます。農薬や栄養価を気にして有機野菜を選んでも、高いコストがかかり続けることがネックになる人も多いと思います。

調味料なら、一般的なものとの値段はさほど変わりませんし、長く使うことができます。

＊著者のオススメ調味料はこちらのＱＲコードからご覧ください

わかめや昆布で腸内環境を整えて、髪の土台をつくる

髪の毛の健康度と腸内環境には深い関係があります。

「腸がいい状態」というのは、すなわち腸内細菌のバランスが整っているということ。腸内細菌は、食べものの消化を支え必要な栄養を取り出して生命活動、そして育毛に必要な成分をつくり出します。

実は、髪の毛をつくるために必要なビタミン類も、腸内細菌が一部、合成しています。

腸内細菌の状態を良好に保つためには、エサとなる食物繊維を摂取することが欠かせません。

昔はよく「わかめや昆布を食べると髪の毛が増える」と言われていましたが、今では医学的に根拠はないと考えられています。しかし、海藻類に豊富に含まれる水

溶性の食物繊維は腸内細菌の大好物です。

また、海藻には髪の健康に重要な、鉄や亜鉛などのミネラルが多く含まれます。わかめ、昆布、海苔、ひじきなどをこまめに食べるようにしましょう。

山芋、里芋、納豆などのネバネバした食べものもいいでしょう。

不溶性の食物繊維も、腸内のカスをからめとり便として排泄し、腸内環境を良好に維持します。

しいたけやなめこなどのきのこ類、インゲンや枝豆などの豆類、ごまや栗などにも多く含まれますので、こまめに摂取して腸と髪を元気にしましょう。

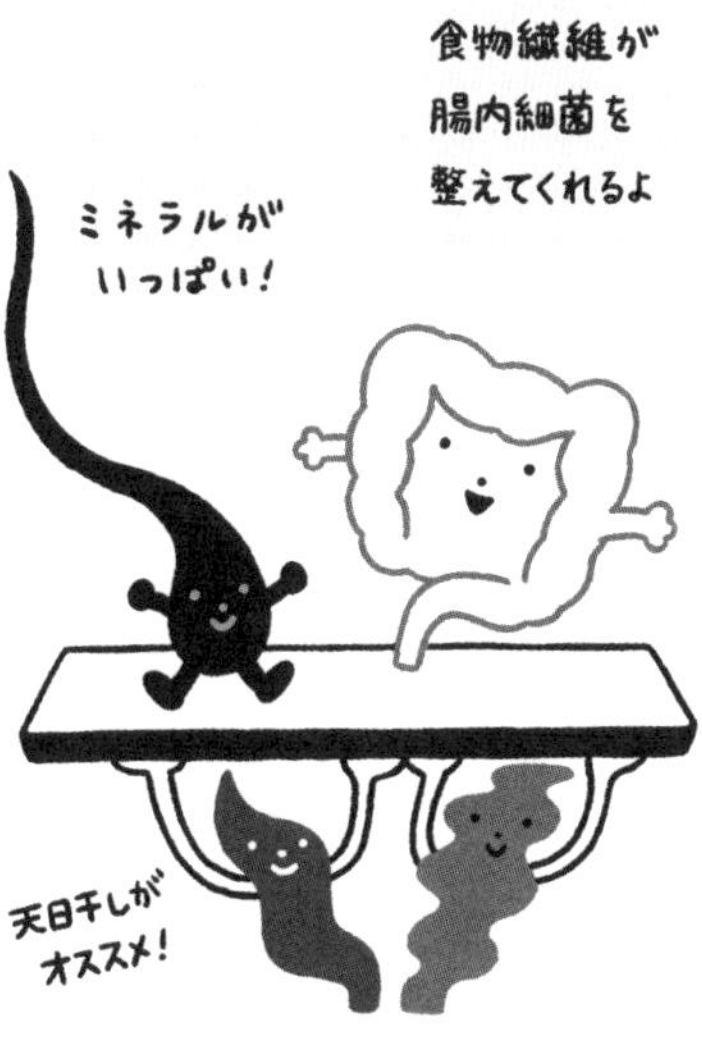
食物繊維が
腸内細菌を
整えてくれるよ
ミネラルが
いっぱい!
天日干しが
オススメ!

髪の土台をつくる海藻たち

冷え性の人はビールとウイスキーを避ける

「お酒は薄毛の原因」と書かれた記事が、インターネット上などに出回っています。

しかし、私はお酒は「飲み方」次第で、育毛をサポートしてくれると考えています。

実際に私も、ほとんど毎晩、お酒を飲みますが、お酒のせいで髪の元気がなくなったと感じたことはありません。なぜならアルコールは、ほどほどであれば血流を促し、気分を高揚させストレスの解消につながるからです。

また、お酒のおつまみを、タンパク質や野菜中心にすることで、より健康的にお酒を楽しむことができるでしょう。

どのくらいが「適量」かの目安としては、翌朝目覚めたときにのどが渇いていたら飲みすぎだと言えます。

体内でアルコールを分解するときには、大量の水分が失われます。カラダの正常

カラダを冷やすお酒	カラダを温めるお酒
・ビール	・日本酒
・焼酎	・ワイン
・ウイスキー（ハイボール）	・ブランデー

な代謝機能を維持するためには、お酒を1杯飲むたびに水も飲むようにするといいでしょう。また、カラダが冷えやすい人は、できるだけビールとウイスキーは避けたほうがいいでしょう。そもそも「冷やして」飲んだり、氷を入れて飲むことが多いお酒は直接、内臓を冷やします。

また、麦が原料であるビール、焼酎、ウイスキー（ハイボール）はカラダを冷やします。

米が原料である日本酒、ぶどうが原料であるワインやブランデーはカラダを温めます。冷えやすい人は、育毛のためには、日本酒や赤ワインを選びましょう。

特に、日本酒には髪に必要とされるアデノシンやアミノ酸も豊富に含まれています。細身で冷え性の体質の方にはオススメです。

サプリは足りない栄養を補うだけにする

サプリメントとは、そもそも足りない栄養を補うものです。

髪の毛やカラダによくない、糖分や加工食品などばかり摂っている方は、そもそもの食習慣を改善することが先です。

偏った食事をしていても「サプリを飲んでいるから大丈夫！」ではありません。

また、食べものには、未だに解明されていない栄養素が含まれている可能性がありますし、組み合わせることで相乗効果を発揮します。

栄養成分がサプリ単体で補給されても、食べものと同じ育毛効果が期待できるわけではないのです。

ただ、そうは言っても、忙しい毎日を送るなかで、なかなか食事に気をつけることができない日もあるでしょう。

不足している栄養を補う意味でのサプリメントはとても有効です。

食事から摂取した栄養素は、まず生命活動に必要なところに使われて、髪の毛や肌、爪などは後回しになります。

そのため、すでに髪の毛に症状が出ているときは、サプリメントで補ってあげることで、症状が改善することも少なくありません。

160Pからは、髪の状態を改善する、オススメのサプリメントをリストアップしました。

食生活に気を配りつつ、サプリメントもあわせて摂取してみてください。

髪の状態を改善するオススメサプリメント

マルチミネラル

私たちのカラダに必須とされるミネラルは16種類あり、1日の摂取量が100㎎以上必要な「多量ミネラル」と、はるかに少ない量で大丈夫な「微量ミネラル」にわかれています。

「多量ミネラル」7種類と「微量ミネラル」9種類のうち、不足しがちなミネラルが配合されているのがマルチミネラルです。

加工された食品をよく食べる、またはスナック菓子、清涼飲料水、インスタント麺などを食べる機会が多い人は、ミネラル不足に陥りがちですから、マルチミネラルで補給するのがいいでしょう。

マルチビタミン

現在、正式に「ビタミン」として認められているのは、13種類。13種のビタミンは、大きく「水溶性（ビタミンB群8種類とビタミンC）」と「脂溶性（ビタミンA、ビタミンD、ビタミンE、ビタミンK）」にわかれます。

水溶性ビタミンは水に溶けやすく、比較的速いスピードで体外に排出されます。脂溶性ビタミンは油に溶けやすく、過剰に摂取すると体内に蓄積されることがあります。

市販のマルチビタミンは、水溶性ビタミンを中心に、ビタミンEやAなどの脂溶性ビタミンを加えたものが多いようです。

忙しくて食生活が乱れがちな人、外食が多い人などは、摂取するといいでしょう。

水素

水素は、頭皮の細胞だけでなく、育毛に関係が深い血管などの全身に発生した悪玉の活性酸素を取り除く、高い抗酸化力を持っています。

ただ日本では、サプリメントについて明確な基準が定められておらず、特に水素のサプリメントは値段も質もバラバラで、良質なものを見極めるのが難しいかもしれません。

そこで一つの選択肢として、私は、サンゴカルシウムに水素を吸着させたタイプをオススメしています。なぜなら、水素の量が安定して供給されるからです。

また、サンゴカルシウムには、さまざまなミネラルが含まれており、水素と同時に不足しがちなミネラルを補給することができるのです。

一般的には、炭酸カリウム、クエン酸カリウム、ステアリン酸カルシウムなどの素材をミックスして水素を発生させているサプリが少なくありません。

しかし、こうしたタイプは瞬間的な発生量は多くても継続時間が短いと言われていますので避けたほうがいいでしょう。

水素水も数多くの種類が出回っていますが、含まれる水素の量はわずかであり、大きな効果は期待できないでしょう。

＊一般的なサプリには「栄養所要量」などに基づき、必要最低限の量が含まれています。過剰に摂りすぎても、育毛の効果が増進するわけではありませんので、適量を守りましょう。

タイプ別
腎臓の機能を高める食べもの

1章の「髪を元気にする習慣　トップ10」で、カラダの内側から髪を育てるキモは「腎臓」だとお伝えしました。

ここで、どんなものを食べれば、腎臓の機能を高めて髪の毛を元気にすることができるのかご紹介しましょう。

木の実類＝松の実、クコの実、ナツメ、ざくろ、くるみなど
黒い食べもの＝黒豆、黒米、黒キクラゲ、黒ごま、海藻類
粘りや渋みのあるもの＝山芋、蓮の実、銀杏、牡蠣
温性のもの＝エビ、ショウガ、ニラなど
鹹味《かんみ》（塩辛い味）＝天然製法の塩、海苔、昆布、その他の海藻類

こうした食べものが「腎」の働きを高め、髪の毛を健康に導いてくれます。
育毛を考えるなら、意識して取り入れるようにしてください。

あなたは「暑がりタイプ」？ それとも「寒がりタイプ」？

腎臓に加えて、髪の毛に与える影響が大きい健康状態の指標が体温です。

体温が高すぎたり、低すぎたりするのは髪を育てる妨げになるため、（62P参照）「暑がり」「寒がり」の自覚がある方は次にあげる食材を意識して取り入れるとよいでしょう。

「暑がりタイプ」

- □ 目や肌が乾きやすい
- □ 寝汗をかく
- □ 顔だけほてることがある
- □ 暑がり（暑さに弱い）
- □ 血圧が高い

「寒がりタイプ」

- □ 手足が夏でも冷たい
- □ 顔色が青白い
- □ 寒いと関節が痛む
- □ 舌が全体的に白い
- □ 寒がり（冷房などに弱い）

「暑がりタイプ」にオススメの食べもの

「暑がりタイプ」の方は、腎臓の機能を高める食材を意識しながらも、「寒がりタイプ」を改善する食材は控え目にするようにしましょう。

寒性の食べもの……カラダを冷やす性質を強く持つと考えられる食べもの。涼性の食材との組み合わせにより、夏の体温調節などに使う。

↓カニ、あさり、しじみ、ハマグリ、海藻類、トマト、ニガウリ、バナナ、スイカ、塩、バター

涼性の食べもの……カラダを冷やす作用を持っているが、寒性よりも作用が穏やかな食べもの。

↓カモ肉、キュウリ、レタス、ナス、ほうれん草、チンゲン菜、水菜、セロリ、小松菜、オクラ、豆腐、りんご、梨、いちご、みかん、そば、ハト麦、卵白、緑茶、麦茶

「寒がりタイプ」にオススメの食べもの

「寒がりタイプ」の方は、腎臓の機能を高める食材を意識しながらも、「暑がりタイプ」を改善する食材は控え目にするようにしましょう。

熱性の食べもの……カラダを温める力が強く、冷えや寒さを取り除く効果があると考えられる食べもの。

↓羊肉、シナモン、唐辛子、胡椒、マスタード

温性の食べもの……カラダを温めるが、熱性よりも作用が穏やかな食べもの。

↓イワシ、サケ、サバ、アジ、エビ、かぼちゃ、ネギ、しそ、ニラ、みつば、菜の花、パクチー、にんにく、ショウガ、ミョウガ、バジル、納豆、桃、さくらんぼ、栗、味噌、ジャスミン茶

中間型の食べもの

自分のタイプに合った食べものを優先的にチョイスすると同時に、次の平性の食べものを取り入れるといいでしょう。

中間型の平性の食べもの……カラダを冷やしも温めもせず、常食してもカラダに偏った影響を与えにくい。熱性や寒性といった強い作用を緩和する食材でもあるため、ほかの性質と組み合わせやすい食材でもある。
↓牛肉、豚肉、サンマ、カツオ、タラ、ウナギ、ホタテ、キャベツ、にんじん、白菜、春菊、ブロッコリー、とうもろこし、さやえんどう、枝豆、落花生、黒豆、大豆、小豆、しいたけ、ぶどう、パイナップル、米

また、極端に冷えもほてりも感じない方は、食材選びにさほど気をつけなくても大丈夫です。

そのときのカラダの状態に応じて、カラダが必要な栄養の吸収を優先して高めてくれるからです。

166-168Pの「体温タイプ別」オススメ食材

分類	暑がりタイプ	寒がりタイプ	中間型の食べもの
肉類	・カモ肉	・羊肉	・牛肉 ・豚肉
魚介類・海藻類	・カニ ・あさり ・しじみ ・ハマグリ ・海藻類	・イワシ ・サケ ・サバ ・アジ ・エビ	・サンマ ・カツオ ・タラ ・ウナギ ・ホタテ
野菜・豆類・きのこ類・果物	・トマト ・ニガウリ ・バナナ ・スイカ ・キュウリ ・レタス ・ナス ・ほうれん草 ・チンゲン菜 ・水菜 ・セロリ ・小松菜 ・オクラ ・豆腐 ・りんご ・梨 ・いちご ・みかん	・かぼちゃ ・ネギ ・しそ ・ニラ ・みつば ・菜の花 ・パクチー ・にんにく ・ショウガ ・ミョウガ ・バジル ・納豆 ・桃 ・さくらんぼ ・栗	・キャベツ ・にんじん ・白菜 ・春菊 ・ブロッコリー ・とうもろこし ・さやえんどう ・枝豆 ・落花生 ・黒豆 ・大豆 ・小豆 ・しいたけ ・ぶどう ・パイナップル
その他	・塩 ・バター ・そば ・ハト麦 ・卵白 ・緑茶 ・麦茶	・シナモン ・唐辛子 ・胡椒 ・マスタード ・味噌 ・ジャスミン茶	・米

＊色のついた食材はよりカラダを冷やしたり、温めたりする効果が高いと考えられている食材です。
＊本書では、著者が効果的だと考えるオススメ食材を厳選しています。
あくまで食材選びの+αの目安として、偏りのない食生活を心掛けましょう。

髪を育てる！ オススメメニュー

ではここで、健康な髪を育てる＋αメニューをご紹介しましょう。

朝食編

和食

納豆ご飯

↓イソフラボンは、脱毛を促進するホルモンを抑制する効果があると言われていますから、積極的に大豆製品を取り入れましょう！

↓ご飯は、白米（白い糖質）より雑穀米や、はい芽米などが栄養豊富で食物繊維も多くてオススメです。玄米は消化器に負担がかかりますので、胃が弱い人は控えたほうがいいでしょう。

↓ビタミンEやK、抗酸化成分でもあるポリフェノールを含む、オリーブオイルをプラスするのもオススメです。

私はさらに、カルシウム、マグネシウム、亜鉛などのミネラル、そしてビタミンB1、B2、B6などのビタミンも多く含むごま、そして発毛サイクルに関係すると言われるカプサイシンを含む七味唐辛子も混ぜています。

＊付け合わせには、イソフラボンを含む味噌汁、タンパク質が豊富な魚の干物や卵、そしてビタミンAやカルシウムなどのミネラル豊富な海苔などもオススメです。

洋食

しらすトースト（パンにしらすとチーズをのせて、胡椒をふってトーストする）

↓髪の毛の主成分であるケラチンというタンパク質を構成するアミノ酸の一つがメチオニン。しらすはメチオニンを多く含む、育毛のための優秀食材。

↓タンパク質やミネラルを豊富に含むチーズをトッピング。

↓パンは、白いふわふわのもの（白い糖質）よりは、全粒粉やライ麦などを使った茶色いパンがオススメ。

ランチ編

洋食

チキンカレー

つくり方はカンタン！

❶玉ねぎやにんじんなど、好みの野菜を炒めます。

❷野菜を取り出したフライパンで鶏肉を焼きます。

❸フライパンに野菜を戻し、水分（コンソメと魚介の出汁を混ぜるとコクがでる）を適宜加え、カレールーを規定の量よりも少なめに入れます。

❹好みのスパイスを加えて、味を調えます。

↓鶏肉には、髪の毛の生成を助けるアミノ酸が豊富に含まれています。また、ビタミンB2、B6、ナイアシンなども多く含み、頭皮環境を整えてくれます。

＊育毛にオススメのスパイスリストを176Pから掲載しています。
スパイスは、1種類ではなく数種類を混ぜると味が本格的になります。

ただし、クローブは香りが強いので少なめに。コリアンダー、ナツメグ、クミンは、味が好きであれば多めに入れてもいいでしょう。

また、香りの強いシナモンやターメリックもカレーに入れると深みがでます。

ショウガやにんにくもお好みで入れてください。

和食

納豆チーズオムレツ

❶卵と納豆にしょうゆを少し混ぜ、火にかけてオリーブオイルを垂らしたフライパンに流し込みます。

❷卵が固まる前にとけるチーズをまんべんなく入れて、形を整えます。

↓イソフラボンが豊富な納豆に、チーズと卵を加えてタンパク質をたっぷりと摂取できる、黄金おつまみです！

ネギとニラのレンチン茶碗蒸し風

❶一人分であれば、卵1個と粉末の和風出汁を溶かしただし汁100mlを混ぜ合わせます。

❷ネギとニラを刻んで加え、レンジでおよそ10分加熱します（様子を見ながら調整し

てください)。

↓ニラにはビタミンA、B1、B2、Eなどがバランスよく含まれています。また、ネギもビタミンB6、C、葉酸などを含み、ネギとニラの独特の香りのもとであるアリシンは、血液の状態を改善し血行を促して頭皮を健康に維持します。

鶏肉と青ネギの甘酢焼き

❶鶏肉の皮をはぎ、1センチほどの厚さの薄切りにして、お酢とすし酢を好みの甘さにブレンドしたものを回しかけます。

❷数分置いてから、しょうゆを上からかけて、鶏肉の上にネギの青い葉をのせて、レンジで約5分加熱します。

❸薬味として刻みネギやショウガのすりおろしなどをかけても美味。

鶏肉は、「パサパサする」と思われがちですが、お酢を使うことでしっとりやわらかく仕上がります。

お好みでごま油をかけてもいいでしょう。

育毛にオススメ！ スパイスリスト

シナモン

毛細血管を拡張させ、カラダを温める効果はショウガ以上とも言われ、漢方でも使われる。新しい血管をつくる。

クローブ

胃の働きを高め、活発にする。抗菌作用もあり漢方薬としても使われる。

ナツメグ

胃と脾臓を温め、発汗を促す。整腸作用もあり、漢方薬としても使われる。

1日の摂取量（3～9g）を超えると、有効成分のミリスチシンが幻覚や幻聴を引き起こすことがあるので注意する。

胡椒

胃や腸を温め、消化促進や血行促進に効果的。薬膳でも使われる。取りすぎると胃や腸の粘膜を刺激するので注意する。

クミン

カレーに欠かせないスパイスのひとつ。

肝機能を高め、腸内ガスの排出を促し、消化を高める働きがあり、薬膳でも使われる。

ターメリック（ウコン）

主成分のクルクミンが肝機能を高め、代謝を高める。漢方でも使われる。

カレーに加えれば苦みが気にならなくなる。

コリアンダー

カラダを温め、発汗作用、消化促進、血行促進、抗酸化作用がある。薬膳でも使われる。

フェンネル

カラダを温め、消化を助ける。高血圧やのぼせ症状には合わない。美肌への効果が期待され、化粧品や医薬品としても使われており、種は漢方薬としても使われる。

ショウガ

カラダを温める効果と、発汗作用により熱を外に出す効果が高い。漢方でも薬膳でも使われる。

カルダモン

消化を高め、抗炎症作用や発汗作用がある。主成分テルピニルアセテートが胆汁の分泌を促し、消化を助ける。

参考文献
喩静、植木もも子監修『増補新版 薬膳・漢方食材&食べ合わせ手帖』、西東社、２０１８年
Yomeishu「スパイスの女王『カルモダン』の効能とおすすめの使い方３選」、https://www.yomeishu.co.jp/health/3922

インド人にはほとんど薄毛はいない？

世界の薄毛率を調べた結果によると、上位は欧米先進国がほとんどだったそうです。日本はアジアのなかではトップで、そのほかのアジア諸国は全般的に薄毛率が低いと言われています。なかでもインド人は、薄毛が少ないという情報が出回っており、実際に旅行で訪ねた人の感想などによると、確かに年配者でハゲている人はいるけれど、30代、40代の中年層でも、多くの人がふさふさとした髪の毛を維持しているようです。

私は、その最大の理由として、インドの方はスパイスたっぷりのカレーを日常的に食べているからではないかと思っています。インドカレーに使われるスパイスの多くは、血流を促し新陳代謝を高めます。そのため、頭皮や毛根の活動が活発になり、髪の毛の成長を促進してくれるのです。カレーは日本人にもなじみが深い食べものですよね。でも、日本風のカレーはスパイスが少なめで、マイルドな味わいですが育毛効果は劣ります。

せっかくカレーを食べるのであれば、スパイスをミックスして本格的な「インド風育毛カレー」に仕上げてみてはいかがでしょうか。

第4章

髪がもっと元気になる＋α

ちょっとのコツで効果が大きくなる！

1章では「髪を元気にする習慣　トップ10」
2章では「髪を元気にするシャンプー&マッサージ」
そして3章では「髪を元気にする食事」についてお話をしてきました。
4章では、ちょっと気を配るだけで、髪の毛がもっと、そしてずっと元気になる「＋α」のコツをお伝えしていきましょう。

朝起きて出かけ、やるべきことを終えたら、家に帰ってきて眠りにつく。
こんな毎日のリズムのなかで、ちょっと意識を変えるだけで、髪の毛がグッと元気になる、見逃せないポイントがあります。

たとえば、同じ7時間の睡眠をとるにしても、夜11時にベッドに入って6時に起きるのと、深夜の2時まで夜更かしして9時に起きるのとでは、カラダの代謝が変わります。

育毛剤をつけるにしても、その前にほんのひと手間をかけるだけで、効果が大きく違ってくるのです。

カラーリングをするときだって、ここでお伝えする知識があるだけで、頭皮のダメージを大幅に軽減することができます。

また、誰でも毎日入るお風呂や、たまに行くサウナも、髪と頭皮にとても効果的な使い方があります。

この章でお伝えする「髪がもっと元気になる＋α」は、誰でもカンタンにできるセルフケアです。

ぜひ、できることから取り入れて、髪の毛と頭皮の健康を維持してください。

深夜になる前にベッドに入って髪を育てる

現代人は、忙しさに追われてついつい眠りにつく時間が遅くなりがちです。「寝なくても、なんとかなる」「休みの日に寝だめする」という人も少なくありませんが、育毛を考えるなら、毎日、0時前にはベッドに入ってほしいのです。

私たちのカラダは、寝ている間に心身のメンテナンスを行っています。

もちろん、髪の毛を生み出す細胞にも働きかけ、ダメージを修復し成長を促します。細胞の活動が最も活発になるのは、夜10時〜深夜の2時だと言われています。

そのため、この時間に眠りについていないと、正常な新陳代謝が行われなくなり、髪の毛の成長に悪影響を及ぼすのです。また、決まった時間に眠りにつく習慣がないと、自律神経のバランスが乱れがちになります。すると、血流が減少したりホルモンバランスが崩れたりして、さらに髪と頭皮にはよくない状況に陥ります。

しかし、普段は深夜に寝ているのに、急に「10時に寝よう！」とベッドに入っても寝つけないでしょう。そんなときは、まず、数日続けて早起きしてみることです。5時起き、6時起きの日が続けば、自然と夜、早めの時間に眠くなるはずです。

「早寝、早起き」ではなく「早起き、早寝」が、眠りにつく時間をカンタンに変えるコツです。

また、人間は寝だめはできませんので、休みの日に長い時間寝ても、1週間分の髪の成長の遅れは取り戻せません。日々の睡眠の積み重ねが、髪の毛の着実な成長につながるのです。

PM 10:00
～
AM 2:00

髪と頭皮の
メンテナンスタイム

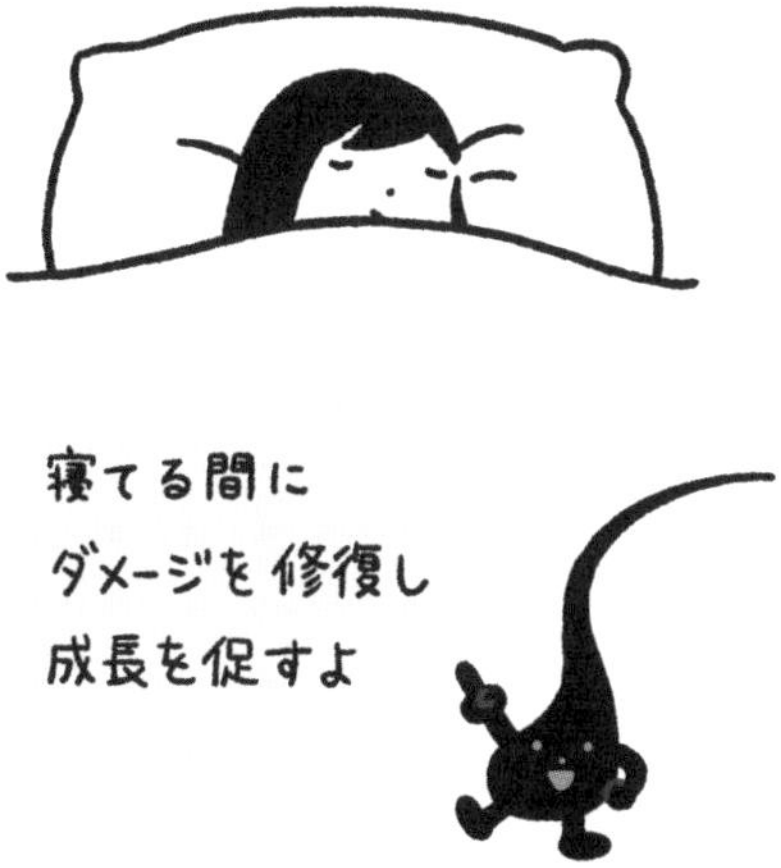

意外に大切な枕の選び方

多くの人は1日のうち、およそ3分の1の時間、ベッドに横になっています。6〜8時間という長い時間を「髪の毛を育てる時間」に変えることができるのが自分に合う枕選びです。それなのに「なんとなく」買った枕を使い、首の不調を招いている人が意外に多いのです。

枕が合わないと首のこりを招き、寝ている間の頭部への血液やリンパ液の流れが悪くなります。また、頭の位置が悪いと、スムーズな呼吸を妨げて睡眠の質が落ち、眼精疲労や自律神経の乱れなどからの回復を妨げてしまうのです。

多くの首のトラブルを解消してきた、治療院を運営する小林篤史氏によると、枕選びの最大のポイントは「寝返りの打ちやすさ」。そのために「材質」「硬さ」「高さ」を重視すべきだと言います。

フワフワとやわらかすぎるものは、頭が沈み、実は寝返りが打ちにくいのです。

しかし、硬すぎても痛みを感じるので、自分に合った硬さを選びましょう。

また、寝たときに顔のラインがベッドと水平になるものが、首に負担をかけずに自然な呼吸を妨げません。

首のカーブだけでなく、頭の大きさや形、カラダの大きさとのバランスもありますから、一人一人に合う枕は違うはずです。

元気な髪の毛を育てるためにはさまざまな「材質」「硬さ」「高さ」を試し、朝、気持ちよく目覚められるものを探してください。

枕が高い場合

・寝ているのに猫背気味
・首の前側に負担

⇓

咬筋・側頭筋に負担

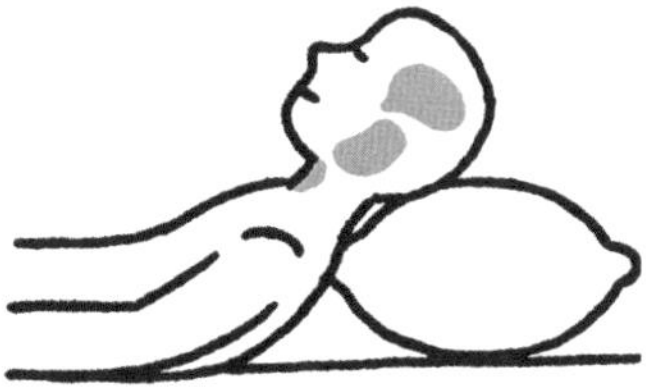

枕が低い場合

・口呼吸になる
・鼻が詰まりやすくなる
・首の後ろ側に負担

⇓

自律神経に影響

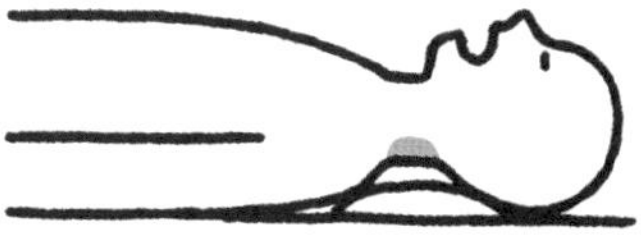

首に負担がかからない位置に、パソコンのモニターを調整する

肩こり、腰痛などとは違って、痛みや不調を感じにくいのが「首こり」です。

現代人は、朝から晩までパソコン、休憩時間にはスマホを見るなど、知らず知らずのうちにうつむいた姿勢でいる時間が長く、それが首のこりをもたらしています。

首は、頭部への血液やリンパ液の唯一の通り道です。

そのため、実は首こりが原因の、血圧が不安定になったりやる気が出なくなったりといったさまざまな不調が起きています。

首には、自律神経の働きを司る大切なポイントがあるため、首がこると自律神経のバランスが大きく乱れてしまうのでしょう。

実際に私も、原因不明の微熱が続いた時期があり、病院や治療院を何軒もまわっても治らず、結局、枕を変え、パソコンのモニターの位置をうつむかないように変

えてからピッタリと微熱が止まったのです。

また、円形脱毛になった人の多くは、首が非常にこっていて、首こりをほぐすだけで劇的に改善することが少なくありません。

パソコンを使う人は、ノートブックをのせるスタンドなども販売されていますから、モニターの高さを目の位置に合わせ、うつむいたままにならないようにしましょう。

また、スマホを使うときも、できるだけ下を向きすぎないように気をつけましょう。

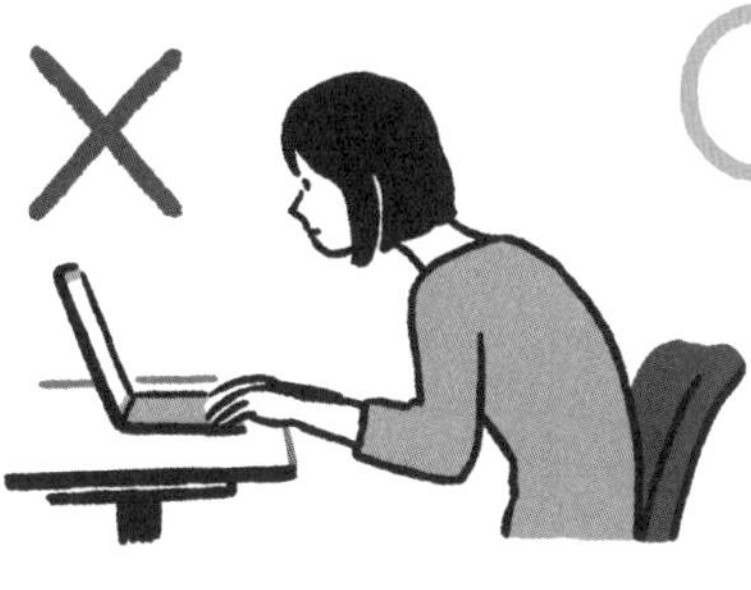

のぞきこむ角度はNG

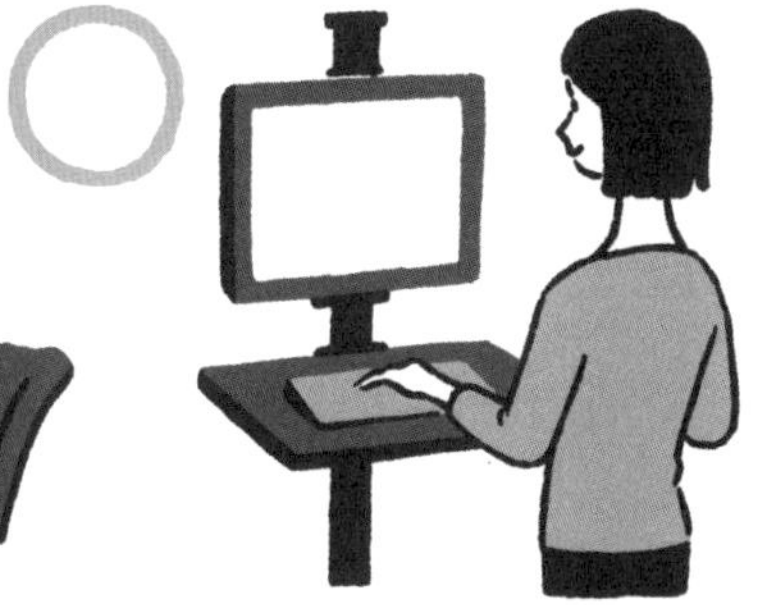

スタンディングデスクや
別売りキーボードなどで
目線を平行にする

スキマ時間の「深呼吸」で頭皮への血流を促す

やるべきことや気になることで頭をいっぱいにしていると、交感神経が優位になり筋肉が硬直して末端への血流が減少します。気づいたときに、いつでもどこでも手軽にできて、自律神経のバランスを整え、頭皮への血流を促すことができるのが「深呼吸」です。

まず、**4秒かけて鼻から息を吸い込みます。次に6秒かけてゆっくりと、口から息を吐き出します。**これを気分が落ち着くまで繰り返しましょう。お腹をふくらませたり、へこませたりすることを意識して、腹式で深い呼吸をしてみましょう。

もう一つ、血流を促し、さらに自律神経のバランスを整える呼吸をご紹介します。右の鼻の穴をふさぎ、左の鼻でゆっくり息を吸い込みます。数秒、息を止めて、また吸い込んだ時間よりも長い時間をかけて息を吐き出しましょう。反対も同じように行います。

片鼻を使う呼吸では、一酸化窒素という、血管を拡張させる物質が多く生成されることがわかっています。また、左の鼻を使う呼吸は右脳を活性化させ、右の鼻を使う呼吸は左脳を活性化させると言われています。両方をバランスよく行うことで頭皮全体への血流がしっかりと促されるのです。

「深呼吸」は、寝る前にベッドのなかで行うのも効果的です。

翌日の予定などをあれこれ考え始めたら、いったんストップして深呼吸を行ってみましょう。

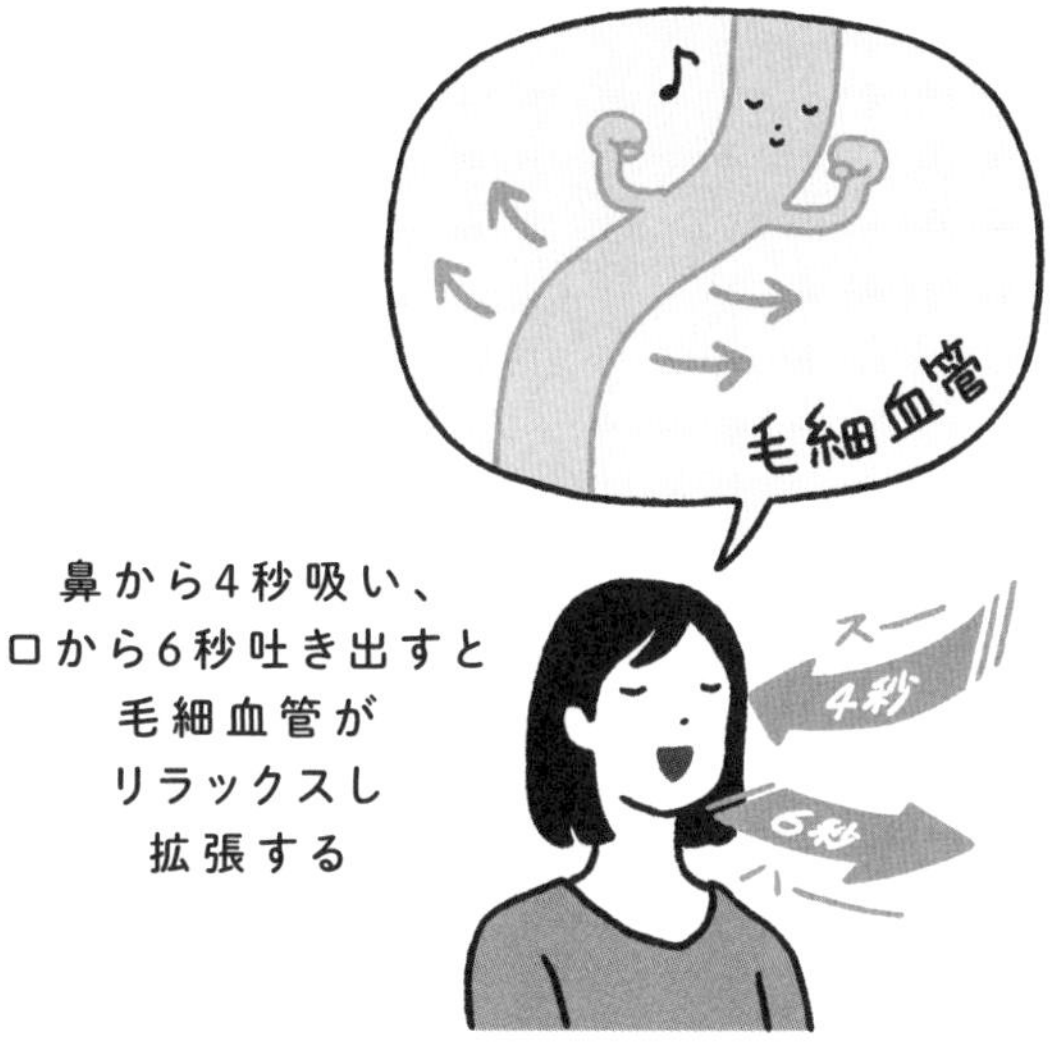
毛細血管
スー
4秒
6秒
ハー
鼻から4秒吸い、
口から6秒吐き出すと
毛細血管が
リラックスし
拡張する

フケ、かゆみの9割はローションでの保湿で治まる

フケは大きく「カサカサの細かいフケ」「ねっとりした大きなフケ」の2種類にわけることができます。「カサカサのフケ」の原因は、ズバリ、頭皮の乾燥です。「ねっとりしたフケ」の場合、頭皮が脂性の人と、皮脂を取りすぎてカラダが過剰に皮脂を分泌している人のケースにわかれます。ただし、私のこれまでの経験からすると、頭皮がもともと脂性の人は全体のわずか1~2割、残りの8~9割の人はゴシゴシ洗って皮脂を落としすぎていることが原因です。

フケに悩む人がご自宅でできることは、シャンプーの選び方と洗い方をこの本でご紹介したものに変えた上で、194Pの「育毛ローション」で保湿して乾燥をやわらげることです。また、頭皮のかゆみで悩む人にも「育毛ローション」での保湿は効果が期待できます。頭皮のかゆみの原因には「過剰な皮脂による炎症」「真菌

による炎症」「アレルギーによる炎症」「乾燥」があります。皮脂が過剰に出ている場合、シャンプーで落としすぎていることがほとんどですから、シャンプーと洗い方を変えて「育毛ローション」を使ってみましょう。ただし「真菌による炎症」は、抗真菌の成分が入ったシャンプーで真菌の活動を抑える必要があります。その場合、2週間ほどで症状が治まったら、通常のシャンプーと1日おきに使ったり、1度目のシャンプーを抗真菌のもの、2度目のシャンプーをいつも使っているものに変えるといいでしょう。アレルギーが原因の場合は、可能性のある製品の使用をストップするべきでしょう。

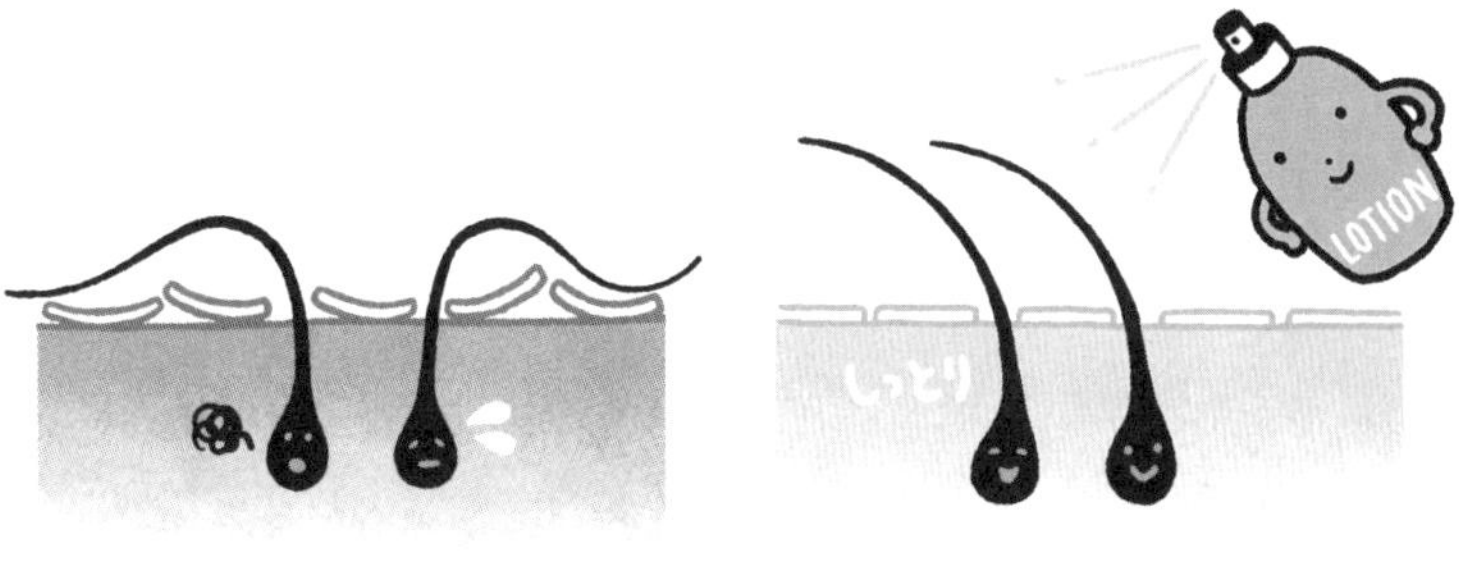

過剰な皮脂・
乾燥で荒れた頭皮

そんなときは
ローションで保湿!
フケ・かゆみの
9割は保湿で解決

オリジナル育毛ローションのつくり方

頭皮を保湿すると、バリア機能が高まることがわかっています。

また、水分をたっぷり含んだ頭皮はやわらかくなり、縮こまっていた毛穴がのびのびと開きやすくなります。

さらに、保湿することで過剰な皮脂の分泌を抑え、フケやかゆみの原因を取り除くことができるのです。保湿することで髪の生育を助ける、オリジナルの〝育毛ローション〟をご紹介します。


オリジナル育毛（保湿）ローションに必要なのは、次のたった2つです。

・ミネラルウォーター　100ml
・植物性グリセリン　小さじ1／4～1／2

植物性グリセリンは薬局で手に入れることができます。

この2つをスプレー容器などに入れ、よく振って混ぜるだけ。

ただし、グリセリンは入れすぎるとベタベタすると感じることがあります。

好みの量に調節してください。


「オリジナル育毛ローション」は、シャンプー後を中心に、頭皮にスプレーします。

また、もし市販のアルコールの入った育毛剤をお使いでしたら、シャンプー直後の皮脂を取り去った頭皮に直接つけるより、「オリジナル育毛ローション」で保湿してから使うことをオススメします。

先に保湿することで頭皮のコンディションが整い、刺激が軽減されるだけでなく、育毛剤の効果も出やすくなるからです。

また、育毛ローションのベースとなる水を、ミネラルが豊富な温泉水などに変えることで、不足しがちな栄養を頭皮に与えることができます。

白髪の少ない人は地肌に優しいヘナをチョイス

一般的なヘアカラーに含まれる酸化染料は、頭皮につくとピリピリしたり炎症を起こしたりする可能性が高いもの。髪と頭皮の健康を考えるなら、できるだけカラーリングは避けたいところです。

でも、どうしても「白髪が気になる」場合、ヘアマニキュアかヘナで染めることをオススメします。

特に、白髪がまださほど多くない方は、まずはヘアマニキュアかヘナを試してみてください。

最大の理由は、どちらも髪と頭皮のダメージがほとんどないからです。

ただ、ヘアマニキュアは、髪の毛のまわりをコーティングするだけのマイルドな作用ですが、ヘナは植物成分とはいえ、反応してアレルギーを起こす人もいますので、事前にパッチテストなどで確認するといいでしょう。

特に、ヘナの赤褐色をダークブラウンに抑えるインディゴというハーブは、アレルギーを起こす人が少なくないようですから、必ずチェックしてください。

私が理容師時代も含め、これまでたくさんの相談者さんを見てきた経験から言うと、化学成分で白髪染めをすると、白髪だけでなく黒髪の部分にも色がしっかり入ります。そのため、根元が伸びてくると「白、黒、染めたカラー」にくっきりわかれて目立ち、頻繁にカラーリングをせざるを得なくなります。そして、毎月のように白髪染めを繰り返すことで、髪の毛にも頭皮にも負担がかかり、髪がやせ細ってしまうのです。

しかし、ヘナやヘアマニキュアの場合、白髪部分を含め、全体的にうっすらと色が入るので、根元がさほど気になりません。

また、ヘナだと「オレンジにしか染まらないからイヤ」という方がいますが、ヘナとインディゴやそのほかの植物性の染料などを混ぜることで、ダークなカラーにすることができます。ただし、ヘナで染めると色が落ち着くまでに1週間ほどかかるのを知っておいてください。

カラーリングをするときはこうオーダーしよう

白髪が多くてヘナやヘアマニキュアでは、隠しきれない。

どうしてもカラーリングをせざるを得ない。もしくは、オシャレで明るい色にカラーリングしたい。

そんな場合でも、頭皮のダメージを最小限に抑える方法があります。

それは、カラーリング剤を頭皮につけないよう、根元の数ミリを浮かして染めること。

ヘアサロンでカラーリングするときは「根元を浮かしてください」と言うか「マニキュア塗りでお願いします」とオーダーしてください。

「マニキュア塗り（根元を浮かす）」は、何も特別なテクニックではありません。

美容師だったら誰でも持っている技術ですから、遠慮せずに対応してくれるかたずねてみてください。

もちろん、頻繁にカラーリングを行えば、髪の毛のダメージは避けられません。

でも、少なくとも、頭皮がかゆくなったり炎症が起きたりする可能性は格段に低くなります。

また、近年では、カラーやパーマをするとき、頭皮に保護剤を塗ってくれるところも増えています。

カラーリングをするときは、そうした保護剤を使っているか、または根元を浮かして塗ってくれるか、サロンで確認してみましょう。

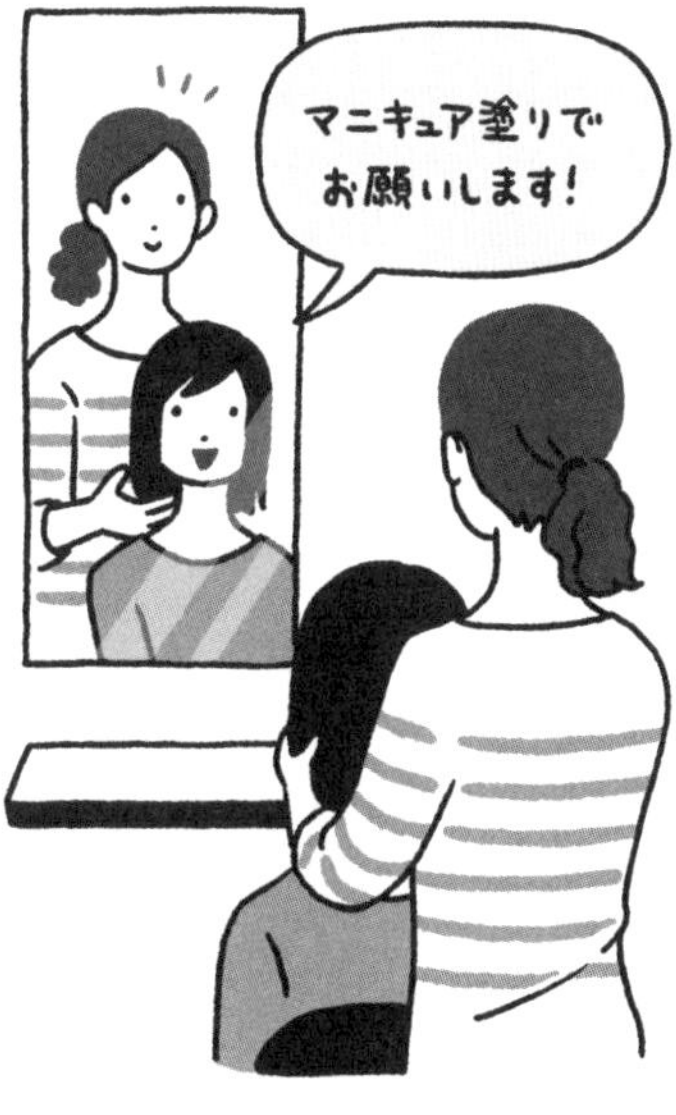

階段は「血流を促すチャンス！」と考える

カラダの末端にある頭皮の、細い毛細血管に血液を送り届けるために、カラダを動かすことは非常に効果的です。

とはいえ「1日に●分、走る」「週に3日は筋トレをする」などと私が提案しても、忙しい毎日で、その通りにできる人は限られてしまうでしょう。

また、「どうしてもやらなきゃ……」とムリやり運動するのもストレスになります。

ただ一般的に、現代人の生活ではカラダを動かす機会が少ないため、どうしても意識して歩く距離やカラダを動かす頻度を増やす必要があります。私がオススメするのは、駅やオフィスなどで、エレベーターやエスカレーターを使わず、階段をのぼることです。階段を見ると無意識のうちに避けてしまう人は「血流を促すチャンス！」と考え、積極的に階段を使うようにしてください。

パソコンやスマホの画面を見つめる時間が続いたら、ストレッチをしたり気分転換をかねて近くのコンビニまで散歩するのもいいでしょう。

また、家のなかでできるヨガのポーズやカンタンなトレーニングの動画もたくさんありますから、好みのやり方でカラダを動かす機会を増やしましょう。

ただし、カラダに過剰な負担をかけると活性酸素の発生量が増えますから、「楽しかった」「心地よかった」と感じるくらいが育毛にはいいでしょう。あまり過度な（ストイックな）筋トレは、男性ホルモンを活発化させ、AGAを招くといった説もあるので、適度な運動を心掛けましょう。

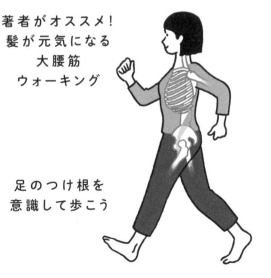

著者がオススメ！
髪が元気になる
大腰筋
ウォーキング
足のつけ根を
意識して歩こう

サウナやお風呂をうまく活用する

頭皮への血流を促し、髪を元気に育てるチャンスの一つが、お風呂やサウナです。38〜40℃のややぬるめで、みぞおちまでお湯に浸かる半身浴が、カラダの負担が少なく、じわじわと血行を促してくれます。

カラダが冷えがちな方などは、20分以上ゆっくりと入ってカラダを温め、副交感神経を活性化するといいでしょう。ただし、血圧が気になる場合は10分程度にしておきましょう。近年はサウナもブームになっており、育毛を考える人も大いに活用したいものです。

サウナもお風呂と同じように血流を促すほか、汗をかくことで毛穴が開き、普段のシャンプーでは取り除けない汚れを落としやすくなります。

ただ、せっかくサウナで血行をよくし、毛穴が開いたところに、備え付けの「高級アルコール系」のシャンプーを使ってしまっては育毛効果が半減します。

シャンプーは持参するか、ない場合は、丁寧にお湯で流すだけにしておきましょう。

サウナに入る場合は、熱いのをムリしてがんばる必要はありません。

数分から5分ほど温まって汗をかいたら、サウナの外に出て休み水分を補給しましょう。

また、血圧が気になる方の場合、お風呂でカラダを少し温めてからサウナに入る、サウナ直後の水風呂は避けるなど、急激な温度変化を避けたほうがいいでしょう。

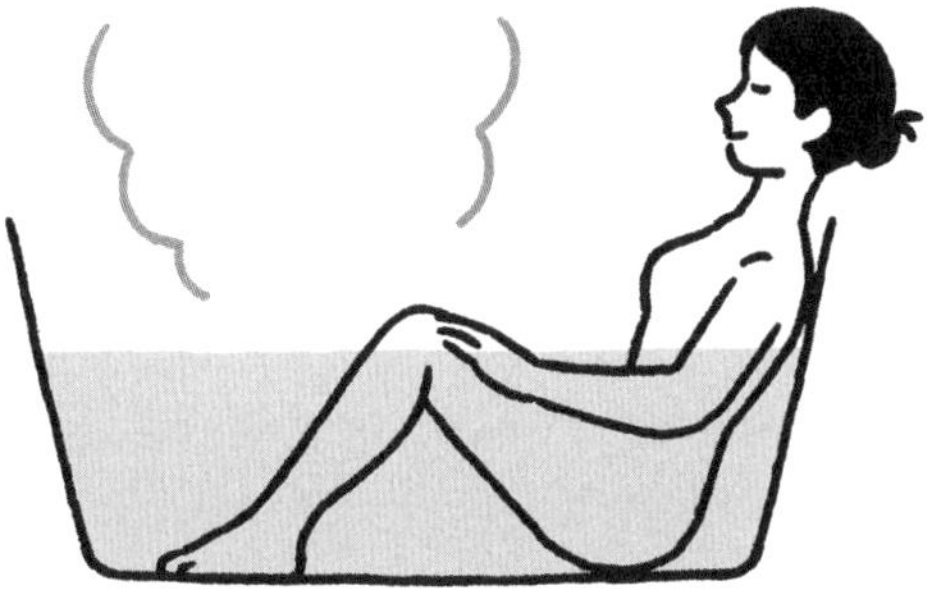

38〜40℃のややぬるめで
みぞおちまで浸かる半身浴

タバコはできればやめること

タバコは、髪の毛が抜けやすく生えにくい頭皮環境に導きます。

タバコには、200種類以上の有害物質が含まれており、最も大きな頭皮へのダメージは血管を収縮し血流を悪化させることです。

それだけではありません。タバコに含まれる一酸化炭素が血液中のヘモグロビンと結びついて運搬される酸素量を減らしたり、血液の質を低下させたりして、髪の毛に必要な栄養を減らしてしまいます。

また、タバコに含まれるニコチンは血管を収縮させるのに加え、ニコチン依存になると、ニコチンの効果が切れると集中力が低下してイライラしてしまうのです。

タバコは、これから「髪の毛を増やそう」「元気にしよう」と考える人にとっては、髪の毛の成長を阻害する大きな原因の一つである可能性が高いです。

私も以前は吸っていたので、やめづらいのはよくわかります。しかし、禁煙は髪の毛や頭皮のためだけでなくカラダ全体も健康に導きますから、やめられるならやめたほうがいいでしょう。

ただ、どうしてもタバコを吸わないとイライラする、ほかにストレスの解消法がないなどの理由で、やめられない場合は、タバコ以外の髪の毛のトラブルの要因をできるだけ減らし、髪の毛にいい習慣を増やすことです。

悪玉活性酸素を減少させる、水素のサプリを飲むのもいいでしょう。

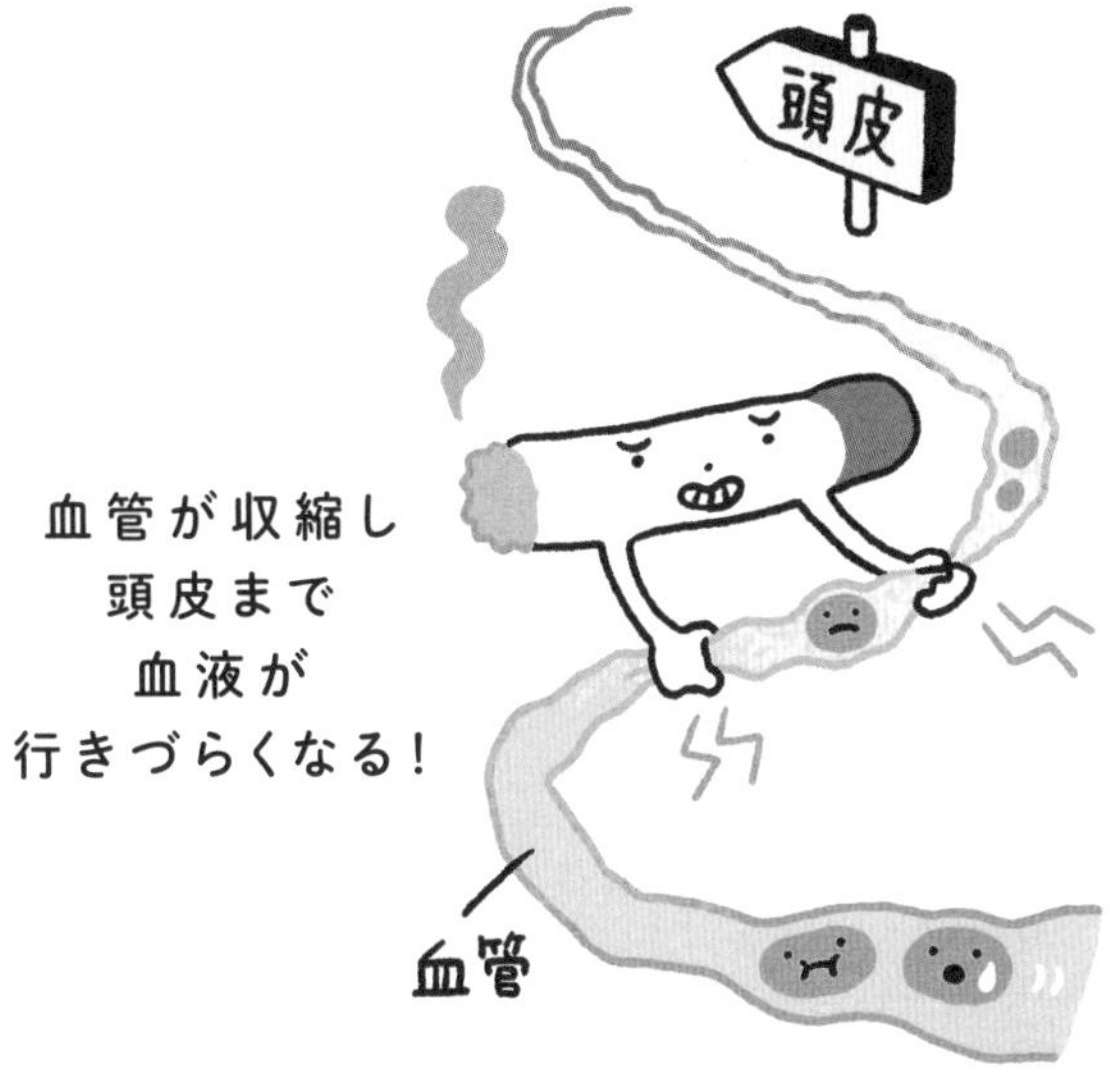

目新しい育毛成分に飛びつかない！

多くの人は、目新しいもののほうが「最新で効果が高い」と思いがちです。

ダイエットを例にあげて考えてみましょう。

以前に「黒酢を飲むとやせる」と話題になったことがありました。

でも、今もし「黒酢ダイエット」として売り出しても、「前に流行ったよね」とほとんどの人が見向きもしないでしょう。

黒酢自体は、必須アミノ酸を含む栄養価の高い食品です。さらにクエン酸などの有機酸、ビタミン、ミネラルなども豊富で、健康的な食生活を送るために極めて優秀なものなのです。

しかし、多くの人は黒酢に飽きてしまい、その後は豆乳クッキーに飛びついたり、糖質制限に走ったりしています。

それよりも「5大栄養素」の質を見直したり、食べ方を工夫するなど、一見すると地味に思えることを続けるほうが、はるかに効果が長く続くのではないでしょうか。

育毛にも同じことが言えます。

体温を上げるよう、カラダをこまめに動かしたり、代謝を促すために水を飲んだりすることには、翌朝、見違えるようにフサフサになるなどの劇的な効果は期待できないでしょう。

でも、目新しい育毛成分に飛びついて、迷走するよりも、よほど確実に「生える体質」に変え、髪の毛のトラブルを解消する効果が高いのです。

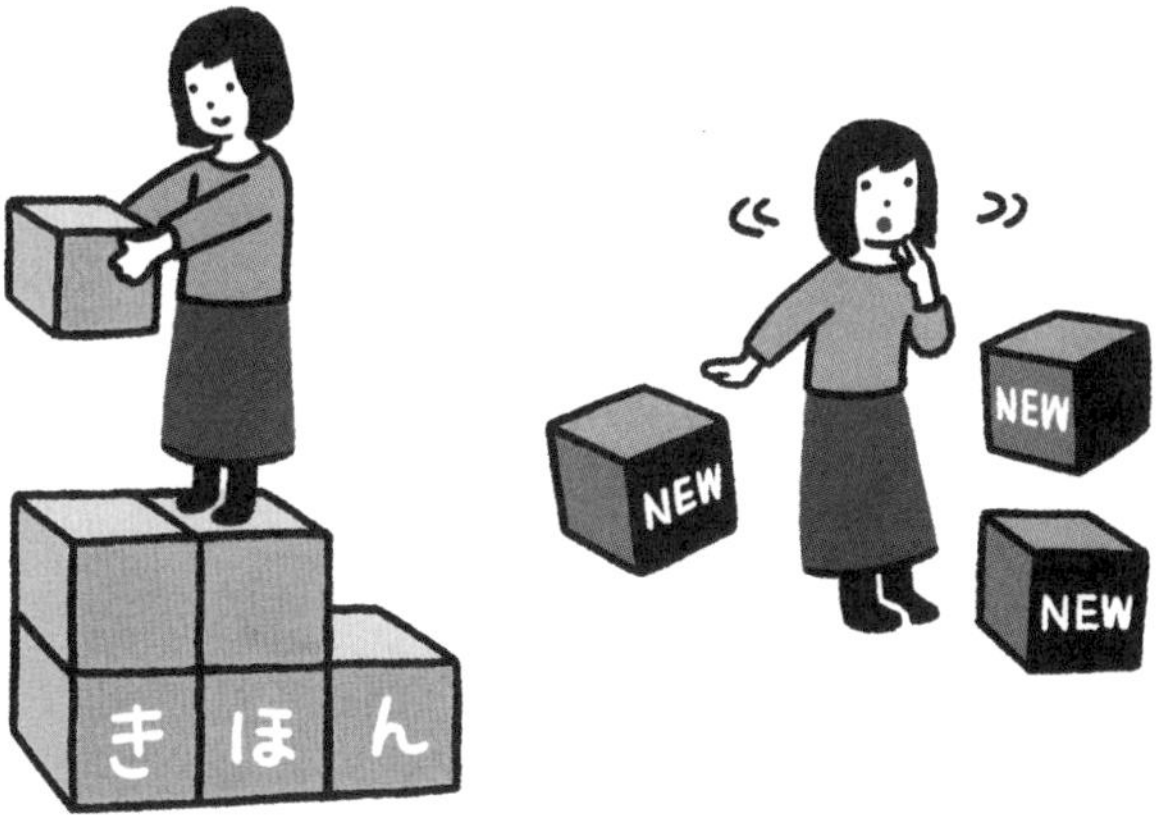

目新しい育毛成分に飛びつかず
まずは土台を大切にしよう

あとがき

本書をお読みくださり、ありがとうございました。

私は、髪で姿勢や性格までもが変わる人を何人も見てきました。その逆に、髪の不安というものは、ズーンと気持ちを押し下げ、姿勢や顔の表情まで暗くしてしまいます。

私は、わかることで余計な不安を軽減できるタイプです。わかったことはそなえて、余計な不安で消耗していたエネルギーを、前向きのエネルギーへと変換していけば、幸せな時間を手に入れることができます。

同じ不安を持った私の経験が、一人でも多くの方のお役に立てれば幸いです。

最後に、本書の完成までにお世話になった方々をご紹介させてください。

・プーラ式ヘッドスパ専門店をご利用くださったお客様と各店オーナーの皆様

【プーラ式】とは、私が創業したヘッドスパ専門店プーラの独自の技術、知識を集結したメソッドです。

そのメソッドを修得した各オーナーと私が二人三脚で地域に根差したサロンづくりを展開し、今では関東、関西、東海地方まで広げることができました。

創業から一人でサロン運営をしてきた当時と比べ、各オーナーの視点と臨床が加わったおかげで格段に成長へとつながっている事は間違いありません。

各店をご利用いただいているお客様の悩みを改善するべく、各オーナーより日々寄せられる問いを一緒に考える日々を繰り返すなかで言語化されたことが、本書にも多く反映されています。

各店オーナーがパートナーとして加わってくれ、お客様が期待してご来店くださる。

これらの好循環は、各店オーナーとお客様のおかげで、プーラ全体の成長の糧となっております。

・小林篤史さん

著書『ねこ背は10秒で治せる！』（マキノ出版）

枕選びの説明にご協力をいただきました。

身体構造のスペシャリストが必要となったのですが、小林さんには幅広くお知恵を貸していただきました。

・ピラティスインストラクター　タケマサさん

長く続く腰痛に悩まされていた２０１５年頃、週に何度もマッサージ治療をしても治りませんでした。

タケマサさんに、体幹運動で良くなることを教えていただき、痛みの改善には治療ではなく、トレーニングも有効であると実体験を通じて得られました。

思い込みは怖いもので、当時の私は改善できるのは治療のみだと思い込んでいたのです。

この実体験で得た視点こそが、髪の改善には頭皮や毛穴だけではなく、「カラダの内側」も重要であると視野が広がるきっかけとなりました。

・城山熊野神社
東京都板橋区にある神社です。

私は、神社の参拝を大切にしています。

城山熊野神社は、あるご縁でその御由緒を知り、参拝の機会をいただきました。

恩恵は、それぞれかと思いますが、身を清め目標をお伝えするだけでも心がスッとしますので、宜しければ行かれてみてください。

・大ちゃんファーム自然卵　高橋祐三さん

さいたま市の見沼田んぼにて、障害のある方たちとともに、抗生物質などの薬剤に頼らず、餌にもこだわった鶏を平飼いし、卵を販売しています。

こんなに美味しい卵は食べた事がありません。高橋さんの取り組みに感銘を受けたボランティアや非営利の協力者が力を貸し、その卵の収穫量を増やしています。私もその取り組みの露出に協力をしたいと思っており、ご紹介させていただきました。

・武蔵逍遥乗馬会　相川悟さん

埼玉県の東松山市の森林の中にある牧場です。

代表の相川さんは、知的障害のある人たちに継続的なスポーツトレーニングとその発表の場である競技会の提供をする、スペシャルオリンピックス日本埼玉の馬術ヘッドコーチをされています。

となりのトトロで場面で出てくるような森林の中を、テクテクと散歩するトレッキング乗馬を多くの方に提供しています。

池袋駅から60分ほどの森林公園駅まで、送迎コースもあるので、自然と馬に癒されたい方は行かれてみてください。

また、本書の医事監修をしてくださった田路めぐみ先生、栄養などのチェックをいただいた管理栄養士の松崎さん、ありがとうございました。

「はじめに」でも触れたように、髪は人生を変えます。

本書をきっかけに、読者の皆さんが笑顔あふれる毎日を過ごされることを願っております。

辻敦哉

［著者］

辻敦哉（つじ・あつや）

1979年、埼玉県浦和市生まれ。埼玉県理容美容専門学校卒業、東京文化美容専門学校卒業、ロンドンTONI&GUYアカデミー修了。2006年リヴォーン株式会社入社。シブヤ西武「THE REV-OWN」店長、営業推進部長を務める。独自の高い技術が、ゴッドハンドとして業界を賑わす。その後独立し、2011年にヘッドスパ専門店「PULA（プーラ）」をオープン。95%以上の人たちの髪のコンディションを改善して超人気店となり、半年以上予約がとれないほどに。2018年に「カラダの内側から髪を元気にするラボ」を立ち上げ、病的な脱毛症を改善する技術を提供している。2017年にはその実績が評価され、アジアの優れた起業家に贈られる「アジアゴールデンスターアワード2017」で、日本人で2人だけのマスター大賞を受賞した。著書に『世界一簡単な髪が増える方法』『育毛のプロが教える髪が増える髪が太くなるすごい方法』（ともにアスコム）がある。テレビ、ラジオ、雑誌など様々なメディアにも出演する。

［医事監修］

田路めぐみ（たじ・めぐみ）

松倉クリニック表参道医師。神奈川県出身。1997年、東京大学医学部医学科卒業。日本形成外科学会専門医、日本抗加齢医学会専門医、日本頭蓋顎顔面外科学会会員、日本外科学会会員。虎の門病院外科レジデント修了後、東京大学形成外科医局に入局。帝京大学、東京大学、国立国際医療センターにて形成外科の研鑽を積み、焼津市立総合病院、国保旭中央病院にて形成外科科長を務める。その後国立がん研究センター東病院頭頸科、せんぽ東京高輪病院（現JCHO東京高輪病院）形成外科を経て、2014年より松倉クリニック表参道に勤務。美容のみならず形成外科・再建外科医としても活躍し、その幅広い臨床経験から、患者さんの状態やニーズに合わせて柔軟に治療法を選ぶ総合的な診療を得意とする。自らの薄毛経験も活かし、体全体とストレスまで考慮した総合育毛治療がクリニックでも人気を呼んでいる。

※本書で紹介するオリジナルの育毛ローション、粉シャンプーは、かぶれ・ただれなど皮膚が過敏なときには、悪化させる恐れがあるので使用しないでください。また、使用中や使用後に、赤み、はれ、かゆみ、刺激、色抜け（白斑等）や黒ずみ等の異常があらわれた場合には、ご使用を中止し、皮膚科専門医などにご相談ください。また、本書では著者の臨床結果に基づく育毛法を紹介しています。

髪が増える術
――成功率95%のプロが教えるすごいメソッド

2021年7月27日　第1刷発行
2022年10月6日　第3刷発行

著　者――辻敦哉
医事監修―田路めぐみ
発行所――ダイヤモンド社
〒150-8409　東京都渋谷区神宮前6-12-17
https://www.diamond.co.jp/
電話／03･5778･7233（編集）　03･5778･7240（販売）

ブックデザイン―岩永香穂（MOAI）
イラスト――平澤南
製作進行/DTP―ダイヤモンド・グラフィック社
校正―――鷗来堂
印刷／製本―勇進印刷
編集協力――塩尻朋子
編集担当――吉田瑞希

ISBN 978-4-478-10923-6